Dr. med. M. O. Bruker
Stuhlverstopfung in 3 Tagen heilbar –
ohne Abführmittel

„Aus der Sprechstunde" Band 4

Dr. med. M. O. Bruker

Stuhlverstopfung
in 3 Tagen heilbar –
ohne Abführmittel

ISBN 3-89189-004-4

15. Auflage
168.–187. Tausend

© Copyright 1985 by E.M.U.-Verlag GmbH, 5420 Lahnstein
Alle Rechte, auch die des auszugsweisen Nachdrucks, der foto-
mechanischen Wiedergabe und der Übersetzung vorbehalten
Umschlaggestaltung: Hendrik van Gemert
Gesamtherstellung: Kösel, Kempten

Inhaltsverzeichnis

Vorwort 9

Stuhlverstopfung ohne Abführmittel in 3 Tagen heilbar 11

Die Ursachen 11

Die ernährungsbedingte Stuhlverstopfung. 12

Kritik an dem Begriff Ballaststoffe 14

Ballaststoffe sind gerade das Gegenteil von Ballast 16

Ballaststoffe verhüten Krankheiten 18

Faserstoffe sind ein wichtiger Bestandteil der Vitalstoffe. 19

Faserstoffe haben vielfältige Wirkungen . . 22

Nennen Sie Ballaststoffe ab sofort nur noch Faserstoffe 25

Spannungsbedingte Stuhlverstopfung 27

Abführmittel: Immer falsch 30

Abführmittel an sich schädlich 32

„Hämorrhoiden" durch Abführmittel. . . . 32

Abführmittel erzeugt Verstopfung 34

Abführmittel verhindert Heilung 35

Kein Unterschied zwischen Tee und
Pille 36

Regelmäßige Darmentleerung nicht
erstrebenswert 38

Die Eßmenge bestimmt das
Stuhlvolumen 41

Darm läßt sich nicht „erziehen" 42

Stuhlgang – wie oft? 43

Keine „Verdauung"? 45

**Die Behandlung der ernährungs-
bedingten Stuhlverstopfung** 47

Nahrungsmittel, die zu meiden sind 48

Lebensmittel, die unbedingt nötig sind . . . 50

Hier ist das Rezept des Frischkornbreies . 51

Zubereitung der Frischkost 54

Auch für Magen-, Darm-, Leber-,
Gallen- und Bauchspeicheldrüsenkranke
verträglich 57

Richtige Ernährung auch bei spannungsbedingter Verstopfung 59

Stuhlregelung ist der Anfang neuer
Lebensordnung 61

Mangel an Bewegung führt nicht zu Verstopfung 62

Heilung der Stuhlverstopfung beugt späteren Krankheiten vor 63

Allgemeine Hinweise 67

So könnte ein Speiseplan für 14 Tage aussehen 69

Frischkorngerichte 75

Frischkost voraus 80

Knackige Salate . . . schnell zubereitet . . . 95

Warme Mahlzeiten 99

Nachspeisen 117

Brotaufstrich 120

Backen mit Vollkornmehl 123

Zum Schluß auch noch Brotbacken für Hobbybäcker! 137

Vorwort

Eine kleine Geschichte, die sich eben ereignet hat, wirft auf die Fragen um die Stuhlverstopfung ein besonders klares Licht. Ein Kollege stieß in der Ankündigung meiner Schrift über die Stuhlverstopfung auf die Worte *Stuhlverstopfung in 3 Tagen heilbar.* Er schrieb an den Rand: *Hahahaha!* Damit wollte er zum Ausdruck bringen, daß er dies für unmöglich halte. Denn bisher erwies sich die Stuhlverstopfung als unheilbar; es gab nur den unbefriedigenden Ausweg des Abführmittels.

Ich schrieb ihm: „Bitte, suchen Sie sich in Ihrer Sprechstunde eine Patientin aus, die seit Jahrzehnten an einer ungewöhnlich hartnäckigen Stuhlverstopfung leidet und bisher mit keinem Mittel und keiner Methode Erfolg hatte. Wenn Sie meine Ratschläge haargenau befolgen, können Sie ihr garantieren, daß spätestens am 4. Tag spontaner Stuhlgang erfolgt, der bei Einhaltung der Spielregeln weiterhin das ganze Leben von selbst erfolgen wird.

Ich wäre Ihnen dankbar, wenn Sie mir einen Fall nennen könnten, bei dem dieses Rezept nicht wirkt. Es wäre der erste Fall, den ich in 30

Jahren erlebe, und die erste Ausnahme von einem strengen Naturgesetz. Denn kein im Freien lebendes Lebewesen hat Stuhlverstopfung; sie findet sich nur beim domestizierten Tier und dem zivilisierten Menschen, die zivilisatorisch veränderte Nahrung zu sich nehmen.

Für einen Bericht über Ihre Erfahrungen nach Ablauf eines halben Jahres wäre ich Ihnen dankbar."

Nun, lieber Leser, ist es an Ihnen selbst, sich davon zu überzeugen, daß es von diesem Naturgesetz keine Ausnahme gibt.

Dr. M. O. Bruker
Facharzt für innere Krankheiten

Stuhlverstopfung
ohne Abführmittel in 3 Tagen heilbar

Die Ursachen

Die Verstopfung ist keine Krankheit, sondern ein Krankheitssymptom, außer Kopfschmerzen wohl das häufigste Zeichen, daß im Körper etwas nicht stimmt.

Die Zahl der Menschen, die an Störungen der Darmentleerung leiden, ist in den zivilisierten Völkern außerordentlich hoch; sie steigt mit zunehmendem Lebensalter. Schätzungsweise ¾ aller Frauen, die älter als 40 Jahre sind, leiden an Verstopfung.

Was die Ursachen betrifft, so können wir zwei Formen von Verstopfung unterscheiden. Etwa 80 bis 90% aller Verstopfungsfälle sind ernährungsbedingt; die restlichen 10–20% beruhen auf anderen Ursachen, die wir als lebens- oder spannungsbedingt bezeichnen.

Die Unterscheidung nach den Entstehungsursachen ist wichtig, da die Behandlung der beiden Formen grundverschieden ist. Die beiden Arten der Stuhlverstopfung sind verhältnismäßig leicht auseinanderzuhalten.

Die ernährungsbedingte Stuhlverstopfung

Die außerordentliche Häufigkeit der ernährungsbedingten Verstopfung geht mit der hohen Zahl der ernährungsbedingten Zivilisationskrankheiten parallel, das heißt, die Verstopfung ist lediglich ein Symptom – und zwar eines der häufigsten Frühsymptome – dieser Erkrankungen. Sie ist eine häufige Begleiterscheinung aller Erkrankungen der Verdauungsorgane, der Magen-, Leber-, Gallen- und Bauchspeicheldrüsenerkrankungen, und der Stoffwechselkrankheiten wie Zuckerkrankheit und Fettsucht. Aber auch bei Kranken, die an Arthrosen, Wirbelsäulenschäden und anderen Gelenkerkrankungen leiden, findet sich in der Vorgeschichte oft eine jahrzehntelang vorausgehende Verstopfung; dasselbe gilt für die Gefäßschäden der Arteriosklerose und für die Thrombose (Gefäßverschluß durch Blutgerinnsel), die zu Herzinfarkt, Schlaganfall und anderen Komplikationen führen können.

Die gemeinsamen Ursachen dieser ernährungsbedingten Zivilisationskrankheiten und ihres Symptoms, der Verstopfung, liegen in dem Mangel an Vitalstoffen, der durch den großen Anteil fabrikatorisch veränderter Nahrungsmittel in unserer heutigen Ernährung bedingt ist.

Vor etwa 100 Jahren noch haben die Menschen fast nur Lebensmittel verzehrt, wie sie die Bauern auf Feld und Hof erzeugt haben. Heute haben die ursprünglichen Lebensmittel zahlreiche Prozesse der Veränderung durchgemacht, ehe sie als fertige Speisen auf den Tisch kommen. Durch Erhitzung, Konservierung und Präparierung verlieren die Lebensmittel ihre natürliche Beschaffenheit. Durch diese Denaturierung kommt es zu einer mehr oder weniger starken Zerstörung der Vitalstoffe. Unter Vitalstoffen versteht man die Vitamine, Mineralstoffe, Spurenelemente, Enzyme, die hochungesättigten Fettsäuren, Aromastoffe und neuerdings die sogenannten Faserstoffe. Diese Wirkstoffe sind zur Erhaltung der Gesundheit unerläßlich. Wenn sie fehlen, entstehen die genannten ernährungsbedingten Zivilisationskrankheiten; als eines der frühesten Symptome tritt Stuhlverstopfung auf.

Die schädlichsten Nahrungsmittel sind diejenigen, die am meisten denaturiert sind. Betrachten wir unsere täglichen Nahrungsmittel unter diesem Gesichtspunkt, so finden wir, daß es vor allem zwei Nahrungsmittel sind, die durch technische Eingriffe starke Einbußen an Vitalstoffen erlitten haben und die gleichzeitig in großen Mengen regelmäßig konsumiert werden: Der

Fabrikzucker und die Auszugsmehle. Das tägliche Brot, Teigwaren, alle Süßwaren und alle süßen Speisen werden daraus hergestellt. Da sie einen großen Anteil unserer täglichen Nahrung ausmachen, sind sie auch die Hauptursache der Verstopfung. Dazu kommt noch, daß die meisten Gemüse und oft auch das Obst in gekochter Form oder als Konserven gegessen werden und die Nahrung außerdem zu wenig naturbelassene Fette enthält. Dadurch ist der Anteil an natürlichen Lebensmitteln, vor allem an Vollkornprodukten, rohen Gemüsen und Obst und natürlichen Fetten in der Nahrung des zivilisierten Menschen viel zu gering.

Über die Faserstoffe wurde in der letzten Zeit sehr viel unter der Bezeichnung „Ballaststoffe" geschrieben. Da dieser Begriff irreführend ist, wird deshalb an dieser Stelle dieses Thema ausführlich abgehandelt.

Kritik an dem Begriff Ballaststoffe

In der Geschichte der Ernährungslehre tauchte der Begriff *Ballast* zum ersten Mal ganz früh auf, als man feststellte, daß jedes Lebensmittel nur drei Nährstoffe enthielt, nämlich Eiweiß, Fett und Kohlenhydrate. Man nahm damals an, als

Vitamine noch nicht entdeckt waren, daß alles andere, was außer den Nährstoffen in Lebensmitteln enthalten war, wertlos und für die Ernährung unnötig sei. Nach der damaligen Vorstellung erschien es berechtigt, eben alles, was nicht zu den Nährstoffen rechnete, als unnötigen Ballast zu bezeichnen.

Schon früh erkannte man, daß der tierische und menschliche Organismus auch Mineralstoffe benötigt. Sie wurden, da als notwendig erkannt, nicht als Ballast angesehen, ebensowenig wie die später entdeckten Vitamine. Im Lauf der weiteren Ernährungsforschung wurden immer mehr Substanzen entdeckt, die nicht zu den drei Grundnährstoffen gehörten, aber als biologische Wirkstoffe für die Erhaltung der Gesundheit als wichtig und notwendig erkannt wurden. Heute faßt man diese Substanzen unter dem praktischen Sammelbegriff *Vitalstoffe* zusammen, zu denen bisher als Hauptvertreter die wasserlöslichen Vitamine, darunter besonders der Vitamin-B-Komplex, die fettlöslichen Vitamine, die Mineralstoffe, Spurenelemente, Enzyme (Fermente), ungesättigten Fettsäuren und Aromastoffe gezählt werden.

Sicher kommt niemand auf den Gedanken, diese Stoffe, die für die Erhaltung der Gesundheit notwendig sind, als Ballast anzusehen, bzw.

als Ballast zu bezeichnen. Nach dem üblichen Sprachgebrauch versteht man unter Ballast eine Last, etwas Belastendes, etwas Unnötiges, Wertloses. Im Duden ist Ballast als Bürde bezeichnet; im Brockhaus-Wörterbuch steht unter Ballast (aus dem Niederdeutschen barlast = bare und Last): Gegenstände von geringem Wert, aber großem Gewicht (Wasser, Sand, Steine), verwendet bei Schiffen zur Regelung von Stabilität und Tiefgang, bei Ballonen und Luftschiffen zur Regelung des Auftriebs, bei Brücken, Kranen u. a. zur Tieferlegung des Schwerpunktes und damit Erhöhung der Standfestigkeit.

Ballaststoffe sind gerade das Gegenteil von *Ballast*

Nach dieser Definition ist es sicher nicht statthaft, von Nahrungsteilen, deren Bedeutung noch nicht voll erkannt ist, als Ballast zu sprechen. Will man sich im streng wissenschaftlichen Bereich bewegen, so ist für jede Erörterung als erstes eine klare Begriffsbestimmung nötig, um Mißverständnisse und ein Aneinander-vorbeireden aufgrund unscharfer und verwaschener Definition auszuschließen und zu verhindern.

Man denke an den alten chinesischen Spruch: „Wenn die Worte nicht stimmen, stimmen die Begriffe nicht" und von Konfuzius: „Wenn die Begriffe nicht richtig sind, so stimmen die Worte nicht; und stimmen die Worte nicht, so kommen auch die Werke nicht zustande".

In der Frühzeit der alten Ernährungslehre, die leider heute noch in vielen Köpfen spukt, ist die Vorstellung, daß in Lebensmitteln etwas enthalten sein könne, was für den Organismus wertlos, sogar eine bare Last sein könne, noch entschuldbar. Galt doch in der rein naturwissenschaftlich ausgerichteten Medizin nur das, was physikalisch und chemisch nachweisbar war und erklärbar schien.

Diese Art zu denken läßt verstehen, daß man damals bei der Verwertung von Getreide die Herstellung von Auszugsmehlen für einen Fortschritt ansah, da sie fast nur aus Stärke, also aus etwas für wertvoll Gehaltenem bestanden, während man die Kleie für Ballast hielt. Nachdem man aber die Bedeutung der Kleie und der Randschichten aufgrund ihres Gehalts an wichtigen biologischen Wirkstoffen erkannt hatte, verschwand jahrzehntelang der Begriff Ballast. Man hatte ihn als falsch erkannt und gebrauchte ihn infolgedessen nicht mehr.

Um so schlimmer und unverständlicher ist es

aus wissenschaftlicher Sicht, daß in der letzten Zeit der Ballast-Begriff wieder aus der Mottenkiste hervorgeholt wird. Allenthalben erscheinen Artikel, in denen die Bedeutung der Ballaststoffe hervorgehoben wird, und in der Laienpresse, vor allem in der sogenannten Reformbranche, wird mit dem Begriff Ballaststoffe intensive Werbung getrieben. Was steckt dahinter?

Ballaststoffe verhüten Krankheiten

Der Ballaststoffrummel nahm seinen Ausgang von dem Hinweis Cleaves in dem Buch „Krank durch Zucker und Mehl: Die Saccharidose", daß bei Völkern, die keine raffinierten Kohlenhydrate (Fabrikzucker und Auszugsmehle) verzehren, bestimmte Erkrankungen, die sie als Saccharidose bezeichneten, nicht vorkommen. Sie wiesen dies nach für die Fettsucht, den Herzinfarkt, die Zuckerkrankheit, Krampfadern, Hämorrhoiden und – was in diesem Zusammenhang besonders interessant ist – für bestimmte Dickdarmerkrankungen. Die Bildung von Divertikeln (Ausstülpungen) am Dickdarm, die Diverticulose, und entzündliche Folgezustände, die Diverticulitis, ist bei Völkern, die keine raffi-

18

nierten Kohlenhydrate essen, völlig unbekannt. Besonders bekannt wurden später Untersuchungen von Burkitt, der diesen Zusammenhang nicht nur bestätigte, sondern auch darauf hinwies, daß die Häufigkeit des Dickdarmkrebses mit dem Verzehr von raffinierten Kohlenhydraten parallel geht. Er sah allerdings den Unterschied zwischen Auszugsmehlen und Vollkornmehlen und -produkten vorwiegend in dem Gehalt an Faserstoffen, von fibre, wie es in der angelsächsischen Literatur heißt. In der deutschsprachigen Literatur wurde von manchen Seiten statt des Begriffs Faserstoffe in inkorrekter Weise der Begriff Ballaststoffe verwendet. Schließlich waren es vor allem wirtschaftliche Kreise, die Präparate aus Kleie herstellten und in der Werbung das Wort Ballaststoffe benützten. So hat sich mit großer Geschwindigkeit der Begriff Ballast *eingebürgert.*

Faserstoffe sind ein wichtiger Bestandteil der Vitalstoffe

Es ist aber aus wissenschaftlicher Sicht eine böse Irreführung, wenn in der Bevölkerung der Eindruck erweckt wird, als beruhe der Unterschied zwischen Auszugsmehlen und Vollkornprodukten lediglich in dem Gehalt an *Faserstoffen, die fälschlich als Ballast bezeichnet werden.* Tatsächlich wird damit der Eindruck erweckt, als beruhe die regulierende Wirkung der Vollkornprodukte auf die Darmtätigkeit einfach darauf, daß die Rohfaser einen Ballast darstelle und auf rein mechanische Weise die Darmschleimhaut reize und den Darm sozusagen scheuere. Solche primitiven und falschen Vorstellungen haben in einer Zeit keinen Platz mehr, in der die Abhängigkeit der komplizierten Stoffwechselvorgänge von biologischen Wirkstoffen bekannt ist. Die Verwendung des einfachen Begriffs Ballast anstelle der Summe vielfältiger Wirkstoffe verbindet sich beim Laien automatisch mit der Vorstellung, es handele sich um einen rein mechanischen Vorgang. Wäre dies so, müßte eine Handvoll Sand oder in kleine Teilchen zerriebene Steine oder der Nahrung beigemengte Wollfasern oder feingemahlenes Stroh denselben Effekt haben. Raffinierte Mehle, sogenannte Auszugsmehle, unterscheiden sich aber vornehmlich durch ganz andere Substanzen vom Vollkornmehl als nur durch Faserstoffe, eben durch die zahlreichen biologischen Wirkstoffe, die man heute am einfachsten als Vitalstoffe zusammenfaßt.

Die Faserstoffe sind weitgehend mit Zellulose

identisch. Die Zellulose ist eine makromolekulare organische Verbindung, aus der die pflanzlichen Zellwände aufgebaut sind; sie gehört zu den Kohlenhydraten und baut sich aus langen Ketten (bis zu 100.000 Gliedern) von Glucoseresten auf. Die Bedeutung der Zellulose für die Ernährung wurde immer unterschätzt, da man sie für unverdaulich hielt und ihr damit die Rolle einer füllenden und rein mechanisch als Ballast wirkenden Substanz zuschob.

Im Widerspruch zu der angeblichen Unverdaulichkeit stand allerdings schon immer die Tatsache, daß Verdauungsfermente namens Zellulasen und Hemizellulasen für die Verdauung der Zellulose und Hemizellulose nicht nur bekannt sind, sondern auch als Medikamente zur Unterstützung der Verdauung, d. h. der Nahrungsaufschließung ärztlich verordnet werden. Wenn es Fermente gibt, die Zellulose verdauen, eben die Zellulasen, muß ja wohl die *Zellulose* nicht ganz unverdaulich sein; *sie kann also nicht nur Ballast sein.*

Auf der anderen Seite darf aber aus der Unverwertbarkeit eines Stoffes nicht auf seine Wirkungslosigkeit oder gar Wertlosigkeit geschlossen werden. So sind ja z. B. Katalysatoren Stoffe, deren Anwesenheit zum Ablauf einer bestimmten chemischen Reaktion notwendig ist, die selbst aber an der Reaktion nicht teilnehmen. Mit dem Urin werden laufend Stoffe ausgeschieden, z. B. Kochsalz, Hormone, Vitamine, ohne daß es erlaubt ist, diese Stoffe deshalb generell als unnötig zu bezeichnen.

Im Schöpfungsplan ist nichts unnötig, sicher auch die Zellulose nicht, auch wenn unsere heutige chemisch-physikalische Betrachtungsweise nicht ausreicht, ihre Bedeutung zu erkennen. Der geisteswissenschaftlich und ganzheitlich Denkende wehrt sich dagegen, solche noch unbekannten Prozesse auf die mechanische Ebene des Ballastes zu schieben.

Faserstoffe haben vielfältige Wirkungen

Auch der Begriff Rohfaser deckt sich nicht ganz mit dem, was als Ballaststoff angesehen wird, da außer der Zellulose und Hemizellulose auch Pektine und Lignine dazugehören. Der Gehalt an diesen Stoffen ist enzymatisch bestimmbar und liegt etwa 4–5mal höher als der entsprechende Rohfaserwert; er kann aber auch 15mal höher liegen. Schon daran ist erkennbar, daß mit dem, was als Ballaststoffe zusammengefaßt wird, verschiedenartige Substanzen erfaßt werden, die ihrerseits unterschiedliche Wirkungen haben. Das Entscheidende ist aber, daß sie überhaupt eine Wirkung haben, also nicht wirkungslos sind. Auf alle Fälle sind diese Faserstoffe ein Sammelbegriff für biologische Wirkstoffe. Im Vollgetreide z. B. schwankt ihr Anteil zwischen 6 und 10% je nach Getreideart. Entsprechend dem, was heute besser mit dem Begriff Vitalstoffe zusammengefaßt wird, befinden sich die Faserstoffe hauptsächlich in den Randschichten. Ihr Gehalt ist daher vom Ausmahlungsgrad abhängig. So enthält das hellste Weizenmehl nur noch 5% der Faserstoffmenge des ganzen Getreidekorns, das hellste Roggenmehl noch 19%.

Aber selbst bei der mechanischen Betrachtungsweise *besteht heute keine Berechtigung dazu, die Faserstoffe als Ballaststoffe zu bezeichnen.* Denn es sind folgende Wirkungen nachgewiesen: Sie haben quellende und absorptive (aufsaugende) Eigenschaften. Durch das Absorptionsvermögen und durch die Anwesenheit von Mineralstoffen und Eiweiß aus den benachbarten Aleuronzellen wird die Pufferkapazität im Magen erhöht, so daß der ungünstige Einfluß überschüssiger Magensäure abgeschwächt werden kann. Das große Quellvermögen der Faserstoffe hat eine Vergrößerung des Volumens und des Wassergehalts des Speisebreis zur Folge.

Dadurch werden vermehrte Reize auf die Darm-wandungen ausgelöst, die mit einer Aktivierung verschiedener Darmfunktionen beantwortet werden. Auch die Sekretion und Peristaltik wer-den verstärkt, und die Verweildauer im Zwölf-finger-, Dünn- und Dickdarm wird verkürzt.

Der faserreiche Speisebrei liefert einen besse-ren Nährboden für das Wachstum der Darm-bakterien. Die Bedeutung der Bakterien ist bekannt, da ihre verschiedenen Abbaustufen und Stoffwechselprodukte, unter denen auch Aminosäuren, Vitamine und noch unbekannte Stoffe von schutzstoffähnlichem Charakter vor-handen sind, vom Organismus wieder resorbiert werden.

Die Faserstoffe tragen auch zur Bindung freier Gallensäuren bei. Diese werden dadurch einer erneuten Resorption entzogen und tragen zu einer Entlastung des Cholesteringehalts in Leber und Serum bei. So erklären manche For-scher den cholesterinsenkenden Einfluß der Faserstoffe. Diese Wirkung wird größer einge-schätzt als die durch Verabfolgung ungesättigter Fettsäuren. Die Anwesenheit von Faserstoffen trägt auch zur Erniedrigung der Serumtriglyze-rid- und Phospholipidwerte im Blut sowie zur Senkung des Fettgehalts des Körpergewebes bei. Faserstoffe haben einen dämpfenden Einfluß auf

den Anstieg der Blutzuckerkurve nach Kohlen-
hydratverzehr.

Nennen Sie *Ballaststoffe* ab sofort nur noch *Faserstoffe*

Schon diese wenigen Fakten genügen, um zu erkennen, daß hier keine Ballaststoffe vorliegen, sondern Substanzen, die zweifellos wirksam sind und deren Wirksamkeit eindeutig nachweisbar ist. Sie können daher nicht als Ballast bezeichnet werden.

Bezieht man aber alles das mit ein, was seit Jahrzehnten über den Unterschied zwischen dem vollen Korn und den Auszugsmehlprodukten wissenschaftlich erarbeitet ist, so wird noch deutlicher, wie grotesk es ist, den wesentlichen Unterschied eines ganzheitlichen Lebensmittels gegenüber einem Teilprodukt auf den einfachen Nenner zu bringen, daß Ballaststoffe fehlen.

Sollte jedoch mit dem Begriff Faserstoff zum Ausdruck kommen, daß damit zu den zahlreichen Vitalstoffen ein weiterer gefunden wurde, so wäre es folgerichtig, die Faserstoffe als einen neuen Komplex von Vitalstoffen dieser Rubrik zuzuordnen. Aber Ballaststoffe können sie auf keinen Fall sein und dürfen auch nicht so heißen.

Wem es also nicht ausreicht, die Bedeutung der Vollkornprodukte mit ihrem Gehalt an den vielseitigen Vitalstoffen zu begründen, dem steht in Zukunft frei, außer den bereits bekannten Gruppen von Vitalstoffen, den Vitaminen, Mineralstoffen, Spurenelementen, ungesättigten Fettsäuren, Enzymen und Aromastoffen auch noch die Faserstoffe mit anzuführen.

Der Begriff Ballaststoffe ist wissenschaftlich nicht haltbar, irreführend, verwaschen, überflüssig und im strengen Sinne falsch. Er gehört in die Technik und ist auf dem Gebiet der Ernährung eine Anklage an den Schöpfer, dem unterstellt wird, unsere Lebensmittel mit Nutzlosem zu belasten. Wer diesen Ausdruck benützt und weiterträgt, vertritt damit die Ansicht, daß die Natur Unnützes hervorbringt.

Ich rufe daher alle Gesundheitsbewußten auf, den Begriff Ballaststoffe zu vermeiden, aber auch alle diejenigen, die sich mit Ernährungsfragen beschäftigen und erkannt haben, wie unklare und falsche Begriffe von bestimmten Kreisen dazu benützt werden, um Unsicherheit ins Volk zu tragen. Angesichts des katastrophalen Gesundheitszustandes durch das lawinenartige Anwachsen ernährungsbedingter Zivilisationskrankheiten sind klare Richtlinien in der

*Aufklärung der Bevölkerung notwendig. Dazu
sind klare Begriffe eine unerläßliche Voraussetzung. Auf eine solche klare Sprache müßten
gerade diejenigen Kreise achten, die von Interes-
sengruppen als Außenseiter und Unwissenschaft-
liche abgewertet werden.*

Spannungsbedingte Stuhlverstopfung

Die spannungsbedingte Stuhlverstopfung tritt
vorwiegend bei jungen Mädchen um die Zeit des
Periodeneintrittes auf. Beginnt die Stuhlverhal-
tung mit dem Eintritt der Geschlechtsreife, so ist
es ein ziemlich sicherer Hinweis, daß es sich um
eine Störung handelt, die nicht mit Nahrungs-
fragen in Zusammenhang steht, sondern auf
Probleme hinweist, die diesen Lebensabschnitt
kennzeichnen. Es ist die Zeit des Übergangs von
der Kindheit in das Erwachsenenalter, in dem
das junge Mädchen kein Kind mehr ist, aber
auch noch kein fertiger Erwachsener. In diesem
Alter muß sich der Mensch entscheiden, ob er
bereit ist, die Spielregeln der Erwachsenen, wie
er sie auf Grund seiner bisherigen Erfahrungen
und Vorstellungen sieht, anzunehmen. In der
Pubertätszeit wird der Mensch durch den Eintritt der Geschlechtsreife gemahnt, daß er auch

zu den sexuellen Problemen Stellung nehmen muß. Sträuben sich unbewußte Kräfte dagegen, weil dieser Mensch falsche Vorstellungen, die ihm wiederum nicht bewußt sind, über das Wesen des Menschseins in sich trägt, so kommt es in diesem Alter leicht zu Funktionsstörungen, die sich in Periodenstörungen und Stuhlverstopfung äußern können. Störungen der Stuhlentleerung, die zu dieser Zeit beginnen, können deshalb auch ein Hinweis sein, daß der Kranke in dieser Richtung Hilfe benötigt. Berücksichtigt man bei der Beratung diese Zusammenhänge, so finden sich immer entsprechende Probleme, deren Lösung für das zukünftige Leben dieses Menschen von entscheidender Bedeutung sein kann. Es kann wirklich ein großes Unglück bedeuten, wenn diese Zusammenhänge nicht bewußt werden und die Verstopfung deshalb nicht als Warnsignal erkannt wird. Zwangsläufig kommt es dann zur Fehlbehandlung mit Abführmitteln, die allerdings in diesen Fällen meistens keinen zufriedenstellenden Erfolg bringen. Biologisch gesehen, ist es sogar sinnvoll, wenn das Abführmittel wirkungslos bleibt, damit der Betroffene darauf gestoßen wird, daß die Verordnung von Abführmitteln an dem Wesen der Störung vorbeigeht und die Ursache unberücksichtigt läßt. Es liegt ein tiefer Sinn darin, daß die Verstopfung so lange bestehen bleibt, bis es ihr gelungen ist, die Beachtung der Ursache zu erzwingen. Denn erst die Abstellung der Ursachen ermöglicht eine Heilung.

Natürlich gibt es auch im späteren Leben spannungsbedingte Verstopfungsformen, wenn sie auch verhältnismäßig selten sind. Ich denke z. B. an den eindrucksvollen Fall eines jungen Pfarrers, der in seiner ersten Pfarrstelle immer samstags und sonntags an Verstopfung litt; unter der Woche war alles in Ordnung. Es ließ sich auf Befragen schnell herausfinden, daß gegen Wochenende die spannungsvolle Erwartung zunahm, wie wohl seine Predigt am Sonntag aufgenommen würde. Die Spannung im seelischen Bereich zeichnete sich in einer entsprechenden Verkrampfung im Darmgebiet ab. Es war klar, daß die Aufklärung über die Harmlosigkeit und Natürlichkeit der psychosomatischen Entsprechungen und der diagnostische Ausschluß einer Darmerkrankung als Behandlung ausreichte. Mit dem Wegfallen der Spannung stellte sich auch die Darmtätigkeit wieder von selbst ein, während die Verordnung eines Abführmittels oder eines krampflösenden Arzneimittels einen Eingriff in die gut funktionierenden Ausgleichsmechanismen bedeutet und damit nur geschadet hätte.

Die einzige erfolgreiche Behandlung einer lebensbedingten Stuhlverstopfung liegt demnach in der Lebensberatung. Die Verordnung von Abführmitteln treibt unweigerlich nur tiefer in die Krankheit hinein.

Abführmittel: Immer falsch

Welche Art von Verstopfung auch vorliegen mag, eine spannungsbedingte oder ernährungsbedingte, das Einnehmen von Abführmitteln ist in jedem Falle falsch. Das Abführmittel ist ein sicherer Weg, um eine Verstopfung zu verschlimmern und chronisch zu machen. Gäbe es keine Abführmittel, wäre der Verstopfte gezwungen, sich um die Ursachen seiner behinderten Darmentleerung zu kümmern. Aber dadurch, daß er sich mit dem Abführmittel täglich eine Darmentleerung besorgen kann, wiegt er sich in der falschen Sicherheit, *er tue ja immer etwas für seinen Stuhl*, wie die meisten ständigen Abführmitteleinnehmer ihre Handlungsweise begründen. Sie glauben tatsächlich alle, sie täten damit etwas Gutes für ihre Gesundheit. *Für regelmäßigen Stuhl sorge ich immer*, heißt ein anderer Spruch, den man täglich hört. Das *Sorgen* besteht aber meistens im Einnehmen von

Abführmitteln. Der so Handelnde kommt nur selten auf die Idee, daß die Fehler, die er macht und die zur Verstopfung führen, damit nicht behoben sind. Im Gegenteil ermöglicht ihm das Abführmittel überhaupt erst, scheinbar ungestraft die Fehler fortzusetzen.

Es wird den meisten, die Abführmittel nehmen, gar nicht bewußt, daß sie mit dem Abführmittel nur ein Krankheitssymptom beseitigen, während die Krankheit, die dahintersteckt, gar nicht berührt wird.

Wenn der Mensch das Abführmittel wegläßt, kann er merken, daß die Krankheit, nämlich die Darmstörung, noch unverändert besteht. Er zieht aber auch daraus nicht den Schluß, daß hier grundsätzliche Fehler in der Nahrung oder sonstigen Lebensführung stecken müssen, sondern er folgert daraus, daß es bei ihm ohne Abführmittel nicht klappe. Zu seiner Entschuldigung ist allerdings zu sagen, daß ihm häufig, leider auch von ärztlicher Seite, gesagt wird, gegen Verstopfung könne man nichts machen. Und so bleibt als einziger, scheinbar richtiger Ausweg das Abführmittel.

Abführmittel an sich schädlich

Der Nachteil des Abführmittels liegt aber nicht nur darin, daß sich der Kranke an der Notwendigkeit der allein sinnvollen, nämlich der ursächlichen Behandlung vorbeidrücken kann. Das Abführmittel selbst hat auch schädliche Wirkungen. Es ist bekannt, daß alle Patienten, die über lange Zeit Abführmittel eingenommen haben, eine Störung ihres Kaliumhaushaltes aufweisen. Da dem Kalium sehr wichtige Aufgaben für die Zelltätigkeit überhaupt zukommen und da es besonders für die richtige Funktion der Herz- und Skelettmuskulatur von Bedeutung ist, kann die muskuläre Schwäche und allgemeine Schlappheit vieler Verstopften schon allein damit eine gewisse Erklärung finden. Aber sicher spielt das Fehlen zahlreicher Vitalstoffe in der denaturierten Nahrung bei der ernährungsbedingten Verstopfung die weit wichtigere Rolle. Die Störung des Kaliumhaushaltes ist nur *eine* Komponente, die zufällig genauer untersucht ist.

„Hämorrhoiden" durch Abführmittel

Viele Abführmittel entfalten auf eine noch andere Weise nachteilige Wirkungen. Die einen wirken durch Beschleunigung der Darmbewegung, andere dadurch, daß sie den Übertritt der Speisen durch die Darmwand verhindern und dadurch die Darmfüllung vermehren. Viele sind Darmreizmittel; teils reizen sie die Schleimhaut, teils rufen sie im Mastdarm eine Blutüberfüllung hervor.

Ein Vertreter dieser Darmreizmittel ist z. B. Aloe, das in zahlreichen Abführmitteln enthalten ist und bei längerem Gebrauch zu Störungen führt, die der Kranke als *Hämorrhoiden* bezeichnet. Der Kranke hat dabei das Gefühl, als sitze im Enddarm oder am Darmausgang etwas Störendes. Und alles, was in der Nähe des Darmausgangs an Lästigem empfunden wird, sind für den Laien eben einfach *Hämorrhoiden;* etwas anderes kennt er nicht. *Und Hämorrhoiden habe ich auch,* ist ein Ausspruch, den fast jeder, der laufend Abführmittel einnimmt, von sich gibt. In Wirklichkeit sind durch jahrelang eingenommene Abführmittel Reizzustände entstanden, die zu Ausschlägen, Einrissen, Blutungen und lästigen Mißempfindungen führen.

Da viele Abführmittel auf die als Peristaltik bezeichnete Darmbewegung anregend wirken, bringen sie in die natürliche Rhythmik eine Unordnung und lösen nebenbei schmerzhafte Zustände im Darm aus, die oft fälschlich als

Blähungen, oder, wenn sie im Oberbauch sitzen, als Magenbeschwerden bezeichnet werden.

Abführmittel erzeugt Verstopfung

Es ist interessant, daß jedes Abführmittel bei Gesunden als Reaktion den Zustand der Verstopfung hervorruft. Denn wenn ein Gesunder, der ungestörte Darmentleerung hat, das Experiment macht, ein Abführmittel einzunehmen, so wird der Darm zu einer Zeit entleert, da er sich ohne Abführmittel noch nicht entleert hätte. Da außerdem auf jede Reizung beim normal reagierenden gesunden Menschen als Antwort eine Gegenregulierung erfolgt, da also jede Peristaltikanregung durch ein Abführmittel mit einer nachfolgenden Verringerung der Darmtätigkeit beantwortet wird, ist die Folge jeder verfrühten, künstlich erzwungenen Entleerung eine nachträgliche Verzögerung. Das heißt mit anderen Worten, daß es kein Mittel gibt, das mit solcher Sicherheit Verstopfung erzeugt wie ein Abführmittel. Wer also einmal damit begonnen hat, Abführmittel einzunehmen, kommt nicht mehr davon los; denn wenn er es wegläßt, wartet der Darm auf den gewohnten Reiz, und infolge der Gegenregulierung bleibt der Stuhl einige Tage aus. Er muß aber auch ausbleiben, weil der Darminhalt ja schon vorzeitig entleert ist und eine gewisse Zeit vergeht, bis der Darm sich wieder gefüllt hat. Es ist verständlich, daß der Kranke, der von diesen Vorgängen nichts weiß, aus dem Wegbleiben der Entleerung den Schluß zieht, daß es bei ihm nicht ohne Hilfe eines Abführmittels gehe.

Abführmittel verhindert Heilung!

Für die endgültige Heilung der Stuhlverstopfung ist es unerläßlich, diese Zusammenhänge genau zu kennen. Denn auch wenn die Ernährung richtig durchgeführt wird, bleibt das Phänomen bestehen, daß in jedem Fall auf das Absetzen des Abführmittels ein 2- bis 3tägiges Ausbleiben der Stuhlentleerung folgt. Wird der Kranke vor der Umstellung auf garantiert hilfreiche Kost nicht ganz genau und sehr nachdrücklich darauf hingewiesen, daß nach Absetzen des gewohnten Abführmittels einige Tage kein Stuhl erfolgt, so greift er in seiner Angst schon am nächsten Tag wieder zum Abführmittel, und der Erfolg bleibt aus. Es entsteht eine Kette ohne Ende. Dies gilt besonders bei hochgradig Verstopften, die trotz stärkster Abführ-

mittel nur noch alle 8 bis 14 Tage zur Darmentleerung kommen. Da es sich herumgesprochen
hat, daß in von mir geleiteten Krankenhäusern
auch hartnäckigste Verstopfungen in 3 Tagen
garantiert geheilt werden, häufen sich hier
extreme Fälle. Wir haben Patientinnen erlebt,
die pro Tag 40 bis 70 Tabletten starker Abführmittel nahmen und *trotzdem* (in Wirklichkeit
deshalb) 14 Tage keinen Stuhl hatten. Auch bei
diesen erfolgt der erste spontane Stuhl nach
Richtigstellung der Ernährung am dritten oder
spätestens vierten Tag, um sich dann allmählich
auf den für den Betreffenden richtigen Rhyth-
mus einzuspielen.

Kein Unterschied zwischen Tee und Pille

Trotz des scheinbar bequemen Weges, die
Darmtätigkeit durch Abführmittel regeln zu
können, wehren sich doch viele Kranke instink-
tiv gegen das ständige Einnehmen von *Arzneien.*
Teils sagen sie sich mit Recht, daß es eigentlich
nicht richtig sein kann, daß der Stuhl nur mit
Nachhilfe erfolgt, teils haben sie das Gefühl, daß
die in der Reklame als unschädlich bezeichneten
Abführmittel doch auf die Dauer nicht so ganz
harmlos sind. Diese Kranken vermeiden nun

häufig Abführmittel in Tabletten- und Pillenform und wiegen sich in dem falschen Glauben, die Abführmittel seien harmloser, wenn sie in Teeform oder eingemogelt in Früchtewürfel oder getarnt als *Frühstückstee* eingenommen werden. In reformerisch eingestellten Kreisen findet man diesen Irrtum besonders verbreitet. Manche gehen sogar so weit, daß sie diese Mittel gar nicht zu den Abführmitteln rechnen und sich einreden, sie hätten von selbst Stuhl. Manche wiederum beruhigen sich selbst mit der Vorstellung, es seien ja *nur* pflanzliche Abführmittel, und wollen damit sagen, ein pflanzlicher Stoff könne doch nicht schädlich sein. Natürlich ist es ein Irrtum, anzunehmen, pflanzliche Arzneistoffe hätten keine starke Wirkung. Es mag genügen, darauf hinzuweisen, daß es eine große Zahl von Pflanzen gibt, die hochgiftige Wirkstoffe enthalten. Es sei nur an wenige bekannte erinnert, die Tollkirsche, den Fingerhut und Opium. Das pflanzliche Krotonöl ist ein so stark darmreizendes Mittel, daß 20 Tropfen tödlich wirken können. Jedes Abführmittel erzeugt in der zweiten Phase Verstopfung. In dieser Hinsicht besteht kein grundsätzlicher Unterschied zwischen den einzelnen Abführmitteln. Dies gilt auch für die vielen Arzneimittel, die Abführmittel enthalten, ohne daß der Einnehmende es weiß. Bei fast allen Gallenmitteln und bei zahlreichen sogenannten Schlankheitsmitteln und den Blutreinigungstees ist dies der Fall. Auch sie tragen ihren Teil dazu bei, daß unerkannte Ernährungsfehler über lange Zeiträume beibehalten werden können und der Kranke über die wahren Zusammenhänge getäuscht wird.

Regelmäßige Darmentleerung nicht erstrebenswert

Bevor man an die Behandlung und Heilung der Verstopfung herangeht, muß man sich noch mit einer anderen Tatsache auseinandersetzen, nämlich damit, *daß der gesunde Mensch keinen regelmäßigen Stuhlgang hat.* Bekanntlich hört man immer das Gegenteil. Die schon im Säuglingsalter eingetrichterte Doktrin, der Mensch müsse einen regelmäßigen Stuhlgang haben, haben blutleere und verkalkte Philister erfunden, und alle Welt plappert es nach, ohne über die Sinnlosigkeit dieser *fordernden Behauptung* nachzudenken.

Werfen wir einen Blick auf das Tierreich. Das Tier, das oft mühevoll seine Nahrung suchen muß und nicht regelmäßig zur selben Zeit am gedeckten Tische sitzt, hat dementsprechend auch keinen regelmäßigen Stuhl. Es entleert dann, wenn sich so viel im Darm angesammelt hat, daß die Entleerung nötig wird. Mit der Urinentleerung ist es ebenso; warum wird nicht auch eine geregelte Urinentleerung nach Stundenplan gefordert? Um das Groteske der Vorstellung, die in einer regelmäßigen Entleerung liegt, deutlich zu machen, frage ich meine Patienten, ob sie schon beobachtet hätten, daß alle Tiere des Waldes sich morgens 7 Uhr 30 hinter einen Baum setzen und ihre Notdurft verrichten.

Auch der Mensch, der ein *lebendiges* Leben führt, wird nicht täglich zur selben Stunde dasselbe essen; er wird nicht immer die gleiche körperliche Bewegung und täglich dieselben Erlebnisse haben. Dementsprechend wird er auch keinen regelmäßigen Stuhl haben dürfen. Nur bei demjenigen, der sich in ein unlebendiges, starres Schema der Lebensführung hineinpressen läßt, der täglich zur selben Stunde dasselbe denkt, dasselbe ißt, dasselbe erlebt und dasselbe tut, wird sich als Abklatsch seines philiströsen Lebens auch ein regelmäßiger Stuhlgang einstellen. Deshalb finden wir den regelmäßigen Stuhlgang häufig bei pensionierten Beamten und Rentnern. Sie freuen sich, wenn sie die Uhr nach ihrem Stuhlgang stellen können.

Es ist mir natürlich bekannt, daß diese Darstellung den althergebrachten Vorstellungen ins Gesicht schlägt. Als ich kürzlich bei einem Vortrag vor Ärzten diese Gedanken äußerte, sprang ein älterer Kollege erregt auf und rief: *Sie stellen ja alles auf den Kopf. Ich kann nicht anerkennen, daß ich mein ganzes Leben die Kranken falsch beraten haben soll.* Die vom Leben aufgezeigten Tatsachen nehmen aber keine Rücksicht auf vertraute, aber falsche Thesen.

Das Wissen um die Tatsache, daß die Unregelmäßigkeit der Stuhlentleerung das Zeichen eines abwechslungsreichen und bewegten Lebens ist, ist eine wichtige Voraussetzung für die Heilung einer Stuhlverstopfung. Es gibt nämlich eine Reihe von Menschen, die gar keine Verstopfung haben, aber trotzdem laufend Abführmittel nehmen, nur um dadurch eine Regelmäßigkeit der Entleerung zu erreichen. Ähnliches ist oft zu beobachten, wenn der Kranke nach Richtigstellung der Ernährung zwar ohne Abführmittel Entleerung hat, aber unzufrieden ist, weil der Stuhl nicht regelmäßig ist. Überhaupt wird immer wieder fälschlicherweise Regelmäßigkeit in der Lebensführung als etwas Erstrebenswertes, Vorteilhaftes und Gesunderhaltendes hingestellt, während in Wirklichkeit eine eintönige, genormte und damit langweilige Tageseinteilung zu dem ewig im Fluß befindlichen Leben in Widerspruch steht. Der Wechsel erfordert ständige Anpassung; und die Erhaltung der Anpassungsfähigkeit ist eine Grundvoraussetzung für die Gesundheit. Deshalb kann auch eine Behandlung, die auf dem Schonungsprinzip aufgebaut ist und keine Anpassung mehr verlangt, eine Heilung in erheblichem Maße behindern.

Die Eßmenge bestimmt das Stuhlvolumen

Wer wenig ißt, wird kleine Mengen, wer viel ißt, wird größere Mengen Stuhl entleeren. Nicht selten findet man nämlich Kranke, die nur deshalb Abführmittel nehmen, weil sie annehmen, die Stuhlmenge sei nicht ausreichend. Meist handelt es sich um Frauen, die nur kleine Mengen essen, nicht weil sie krank sind, sondern weil sie eben von Hause aus schwache Esser sind. Auf den Hinweis, sie könnten durch Abführmittel doch nicht die Stuhlmenge vergrößern, erwidern sie allerdings, daß dies bei ihnen doch der Fall sei. Sie haben insofern recht, als durch das Abführmittel der Darminhalt rascher weiterbefördert und dadurch weniger ausgenutzt wird, wodurch schließlich eine größere Stuhlmenge

41

resultiert. Ein Mensch, der aber wenig ißt, muß begreifen, daß er entsprechend wenig Stuhlentleerung hat. Auch in diesen Fällen ist daher ein Abführmittel unzweckmäßig.

Darm läßt sich nicht „erziehen"

Die Vorstellung, es wäre ein Zeichen von Gesundheit, wenn der Stuhl täglich zur selben Zeit erfolgt, führt oft noch zu einem anderen abwegigen und schädlichen Verhalten. Manche suchen nämlich diese Regelmäßigkeit nicht mit dem Abführmittel zu erzwingen, sondern dadurch, daß sie sich auf die Toilette setzen und, ohne daß Stuhldrang vorhanden ist, so lange drücken, bis sich etwas entleert. Ich habe Patienten erlebt, die sich dieser Prozedur eine halbe Stunde und länger widmeten und sich wunderten, daß dies nie den gewünschten Erfolg brachte. Sie begründen dieses Verhalten damit, daß sie gelesen hätten, man könne den Darm *erziehen*. Und tatsächlich findet man kaum eine Abhandlung über die Stuhlverstopfung, in der dieser falsche Ratschlag nicht zu lesen wäre. Da die Darmtätigkeit durch das vom Willen völlig unabhängige vegetative Nervensystem gesteuert wird, ist eine Erziehung durch den Willen völlig aussichtslos. Wir sahen, daß man nur indirekt die Entleerung regelmäßig gestalten kann, indem man die gesamte Lebensführung schematisiert. Das Pressen auf leeren Mastdarm ist deshalb sinnlos, weil der Darminhalt nur durch die Peristaltik weiterbefördert wird. Diese untersteht aber dem Willen nicht. Erst wenn der Kot durch die Peristaltik bereits in den Enddarm befördert worden ist, kann durch den Preßakt, bei dem die Bauchmuskeln und die Muskeln des Beckenbodens angespannt werden, die Entleerung erfolgen. Das Pressen selbst hat aber keinerlei Einfluß auf die Darmperistaltik; es kann also dadurch der Darminhalt nicht von höheren Darmabschnitten in den Enddarm befördert werden. Wie oft habe ich erlebt, daß für diese Irregeleiteten, die jahrzehntelang kostbare Zeit mit dieser widernatürlichen Beschäftigung vertan haben, diese Aufklärung eine wahre Erlösung bedeutet hat.

Stuhlgang – wie oft?

Nun noch ein Wort über die Häufigkeit der Darmentleerungen. Auch darüber, wie oft normalerweise eine Darmentleerung stattfinden soll, sind die widersprechendsten Ansichten zu hören. Es ist sicher falsch, darüber eine feste Regel aufstellen zu wollen.

Und doch gibt die Betrachtung der im Freien lebenden Tiere auch hier wieder einen gewissen Anhaltspunkt. Ein Tier entleert ungefähr so häufig seinen Darm, wie oft es Nahrung zu sich nimmt. Ein Regenwurm frißt ständig und entleert sich ständig. Eine Stubenfliege, die überall etwas zu fressen findet, hinterläßt auch überall ihre Spuren. Ein Löwe bekommt u. U. tagelang kein Wild zu reißen und hat dementsprechend auch seltene Entleerungen. Auch beim Säugling, der an der Brust ernährt wird, finden sich diese groben Regeln noch bestätigt. Die Windeln müssen so oft erneuert werden, so oft er gestillt wird. Aber schon beim künstlich ernährten Säugling stimmen diese Regeln nicht mehr und noch weniger beim Erwachsenen. Forderten wir ideale Verhältnisse, so wäre bereits die als erstrebenswert angesehene einmalige tägliche Entleerung nicht ausreichend. Es ist aber interessant, daß unter reiner Frischkostnahrung bei manchen Personen tatsächlich die Zahl der Darmentleerungen ungefähr der Zahl der Mahlzeiten entspricht.

Jedenfalls ist es wichtig zu wissen, daß auch in bezug auf die Häufigkeit der Darmentleerungen keine feste Regel aufgestellt werden kann, da auch die Darmtätigkeit von der Konstitution abhängig ist.

Keine „Verdauung"?

Nun erscheint noch eine Bemerkung zu dem unglücklichen Ausdruck *Verdauung* am Platze. Es hat sich in letzter Zeit allgemein, leider auch in medizinischen Kreisen, eingebürgert, den Akt der Darmentleerung mit *Verdauung* zu bezeichnen. Der gebildete Verstopfte sagt: *Ich habe keine Verdauung* oder noch vornehmer: *Meine Verdauung ist nicht in Ordnung.* Da man unter Verdauung aber in Wirklichkeit den chemischen Vorgang der Nahrungsumwandlung versteht, muß es zu Mißverständnissen führen, wenn der Akt der Darmentleerung mit Verdauung bezeichnet wird. Denn wenn die Nahrung nicht richtig verdaut wird, kann es sogar eher zu Durchfällen kommen, bei denen dann nicht oder schlecht verdaute Nahrungsteile im Entleerten zu finden sind. Die eigentliche Verdauung der Speisen beginnt schon mit Hilfe des Speichels in der Mundhöhle, setzt sich im Magen fort und findet vorwiegend im Dünndarm statt. Die Entleerung des Enddarms aber hat direkt mit der Verdauung der Speisen des oberen Darmabschnittes nichts zu tun. Deshalb sollte auch das Wort Verdauung nicht benützt werden, wenn die Entleerung des Darmes gemeint ist. Falsche Begriffe beruhen auf falschen Vorstellungen und führen ihrerseits zu falschen Schlußfolgerungen. Es wäre deshalb wünschenswert, wenn der Begriff *Verdauung* wirklich auf die chemische Nahrungsumsetzung beschränkt bliebe, um alle Mißverständnisse zu vermeiden. Es gibt genügend Worte, um die verzögerte Entleerung des Mastdarmes zu bezeichnen: Darmträgheit, Stuhlträgheit, Stuhlverstopfung oder einfach Verstopfung, so daß die falsche Bezeichnung *Verdauung* ganz überflüssig ist.

Die Behandlung der ernährungsbedingten Stuhlverstopfung

Da die Ursachen der ernährungsbedingten Stuhlverstopfung denaturierte Nahrungsmittel sind, besteht die Behandlung in deren Vermeidung und in dem Verzehr eines ausreichenden Anteils natürlicher Lebensmittel. Wenn sie richtig und genau durchgeführt wird, bringt sie einen absolut garantierten Erfolg, auch bei hochgradigsten, hartnäckigsten und bisher jeder Behandlung unzugänglichen Formen.

In der Ernährungslehre nach Kollath unterscheidet man Lebensmittel und Nahrungsmittel. Lebensmittel sind noch lebendige Nahrung wie die Natur sie wachsen läßt, z. B. frisches Obst, Gemüse und Getreide, rohe Milch und überhaupt alles Unerhitzte, also noch „Lebendiges", während unter Nahrungsmitteln die Nahrung zu verstehen ist, die durch Erhitzung, Konservierung und Präparierung verändert ist, wie z. B. Brot, Fleisch, Fabrikzucker, Fabrikfette, Auszugsmehle usw.

Diese Unterscheidung ist ein Kennzeichen

der neuzeitlichen Ernährungslehre. Sie ist ausführlich dargestellt in meinem Buch „Unsere Nahrung – unser Schicksal" – ein Standardwerk für vitalstoffreiche Vollwertkost, in dem sämtliche Fragen der Ernährung besprochen sind.

Nahrungsmittel, die zu meiden sind

Die Nahrungsmittel, die gemieden werden müssen, können in vier Gruppen eingeteilt werden:

1. Alle Auszugsmehlprodukte. Dazu gehören die Brote, die im norddeutschen Raum Graubrot und im süddeutschen Raum Schwarzbrot heißen, Weißbrot, Brötchen, Teigwaren, Kuchen, Backwerk, Pudding und ähnliches.

2. Alle Arten von Fabrikzucker, weißer und brauner Rohrzucker, Traubenzucker, Fruchtzucker usw.

3. Alle Fabrikfette (gewöhnliche Margarinen und raffinierte Öle).

4. Alle Säfte aus Obst und Gemüse, gleichgültig, ob selbst frisch gepreßt oder fertig gekauft, und gekochtes und eingemachtes Obst.

Auch das Fleisch spielt für die Entstehung der Verstopfung eine gewisse Rolle, denn der Konsum von Fleisch und überhaupt von tierischem Eiweiß hat in den letzten Jahrzehnten erheblich zugenommen, so daß die Einschränkung – in hartnäckigen Fällen sogar eine Vermeidung – des Fleisches notwendig ist. Aber auch im Hinblick auf die übrige Gesundheit ist die Einschränkung von Fleisch wichtig. Vielen ist nicht mehr bewußt, daß vor zwei Generationen es üblich war, daß einmal in der Woche (Sonntagsbraten), höchstens zweimal, Fleisch genossen wurde.

Diese Einschränkung hat auch noch einen anderen Vorteil. Je stärker die Einschränkung des tierischen Eiweißes ist, um so geringer wird der üble Geruch der Entleerung.

Damit ist die Liste der zu meidenden Nahrungsmittel bereits beendet. Es ist ein besonders großer Vorteil dieser Heilkost, daß die Zahl der nicht erlaubten Speisen so gering ist und daß alle übrigen Nahrungsmittel, die nicht erwähnt sind, gegessen werden dürfen. Schon dadurch unterscheidet sich diese Ernährung wohltuend von allen üblichen *Diäten*, bei denen der Kranke meist vor lauter Verboten steht.

Wenn der Erfolg sicher sein soll und Beschwerden durch die Kostumstellung vermieden werden sollen, müssen allerdings auch die Genußmittel Tabak, Kaffee und Tee gestrichen werden. Vor allem das Rauchen, das auf das vegetative Nervensystem wirkt, erzeugt bei manchen Menschen Störungen der Darmrhythmik. Diesen Einfluß des Nikotins auf die Darmtätigkeit benutzen manche zur Stuhlentleerung; schon nach einer Zigarette kann der Drang zur Entleerung sich einstellen. Als Gegenregulation stellt sich aber gerade bei diesen Menschen in der zweiten Phase Verstopfung ein, die dann wieder durch eine Zigarette bekämpft wird. Um diese Kette zu durchbrechen, ist daher das Rauchen unbedingt aufzugeben, denn gerade bei diesen Kranken handelt es sich um vegetativ Empfindliche, bei denen das Rauchen die funktionellen Störungen verstärkt.

Die Nahrungsgruppen Fabrikzucker, Säfte und gekochtes Obst sind besonders am Anfang in der Umstellungszeit aus zwei Gründen zu meiden. Erstens wirken sie als vitalstoffarme Teilnahrungsmittel verstopfend, und zweitens machen sie gerade diejenigen Nahrungsmittel unverträglich, die zur Beseitigung der Verstopfung unerläßlich sind.

Lebensmittel, die unbedingt nötig sind

Die Lebensmittel, die unbedingt genossen werden müssen, kann man wiederum in 4 Gruppen einteilen:

1. *Vollkornprodukte.* Alle Auszugsmehlpro-

dukte müssen durch Vollkornprodukte ersetzt werden. Das tägliche Brot muß Vollkornbrot sein. Aber auch die Brötchen und die anderen Backwaren müssen aus Vollkornmehl hergestellt sein. Für den Erfolg ist es gleichgültig, ob das Vollkornbrot aus feinstem Mehl oder grobem Schrot oder aus Mischungen verschiedener Getreidearten, Roggen, Weizen, Hafer, Gerste oder Hirse hergestellt ist. Auf alle Fälle ist aber zu empfehlen, daß nicht immer ein und dieselbe Vollkornbrotsorte gegessen wird. Überhaupt ist Abwechslung eine Grundregel vollwertiger Ernährung. Sie gilt nicht nur für das Brot.

2. Unter den Vollkornprodukten nimmt der *Frischkornbrei* eine besonders wichtige Stellung ein. Für die Erzielung eines sicheren Behandlungserfolges ist er absolut unerläßlich. Er stellt das Zentrum der Behandlung dar.

Hier ist das Rezept des Frischkornbreies:

Er wird aus einer Mischung von Roggen und Weizen oder aus Weizen allein hergestellt. Von diesem Getreide werden 3 Eßlöffel durch eine alte Kaffeemühle, in einem Mixapparat oder einer Getreidemühle grob geschrotet. *Das Mahlen muß jedesmal frisch vor der Zubereitung vorgenommen werden.*

Nicht auf Vorrat mahlen! Das gemahlene Getreide wird mit ungekochtem kalten Leitungswasser zu einem Brei gerührt und mehrere Stunden (bis zu 12) stehengelassen. Die Wassermenge wird so berechnet, daß nach der Quellung nichts weggegossen zu werden braucht. Nach 12 Stunden wird dieser Brei genußfähig gemacht durch Zusatz von frischem Obst (je nach Jahreszeit), Zitronensaft, 1 Teelöffel Honig (nur manchmal; regelmäßig Honig kann Karies erzeugen), 1 Eßlöffel Sahne, geriebenen Nüssen, nach Art des Bircher-Benner-Müslis.

Solange verfügbar, sollte man immer einen Apfel hineinreiben und sogleich untermischen, bevor er braun wird. Der geriebene Apfel macht den Frischkornbrei besonders luftig und wohlschmeckend.

Statt dieser Zubereitung kann der Körnerbrei auch mit Joghurt, Milch oder Sauermilch zubereitet werden. In diesem Fall müssen die anderen Zusätze wegbleiben, da die Kombination bei Darmempfindlichen Unverträglichkeit hervorrufen kann. Es ist ohne Belang, zu welcher Tageszeit dieser Brei genossen wird.

Zu Ehren des großen Schweizer Arztes Bircher-Benner wurde lange Zeit der Frischkornbrei als Müsli bezeichnet. Seitdem aber die Nahrungsmittelindustrie Fertigmüslis auf den Markt gebracht hat, hat es sich als zweckmäßig erwiesen, den Ausdruck Müsli nicht mehr zu verwenden, denn es kommt nicht darauf an, daß das Gericht musig ist, sondern daß es *frisch* zubereitet wird und damit alle notwendigen Vitalstoffe enthält. Diese letzten Voraussetzungen sind aber bei Fertigmüslis nicht mehr vorhanden.

Auch die Zubereitung nach Dr. Evers ist zu empfehlen:

3 Eßlöffel Roggen *oder* Weizen (keine Mischung) werden über Nacht (etwa 12 Stunden) mit ungekochtem kalten Wasser eingeweicht. Am Morgen werden die Körner in einem Sieb mit frischem Wasser gespült. Tagsüber bleiben sie trocken stehen. In der zweiten Nacht werden sie wieder mit Wasser übergossen, am nächsten Morgen wieder gespült. Dieser Vorgang wird so lange fortgesetzt (im Durchschnitt 3 Tage), bis die Körner keimen und die Keimlinge ca. 1/3 cm lang sind. In der Keimzeit sollen die Körner möglichst bei Zimmertemperatur stehen (d. h. nicht zu kalt und nicht zu warm). Diese gekeimten Körner können mit Zutaten versehen werden, wie beim Frischkornbrei angegeben. Sie sind gründlich zu kauen.

Diese Frischkorngerichte sind auch bei der Behandlung aller anderen ernährungsbedingten Zivilisationskrankheiten unentbehrlich. Bei der Verstopfung empfiehlt es sich, außer den drei Eßlöffeln Getreide noch einen Eßlöffel Leinsamen mit zu verwenden; er kann ebenfalls mit den Körnern zusammen frisch geschrotet werden oder auch 12 Std. ungemahlen eingeweicht und so dem Frischkornbrei zugegeben werden.

3. Der dritte Grundpfeiler in der Behandlung der Verstopfung sind *Frischkostsalate:*

Zubereitung der Frischkost

Unter der Erde gewachsen:

Schwarzwurzeln: fein gerieben, vermengt mit süßer Sahne und Kokosraspeln.

Möhren: gerieben, mit geriebenen Äpfeln, Nüssen und Zitronen oder als Salat mit feingeschnittener Zwiebel, Öl, Zitrone, Schnittlauch und Petersilie vermengt.

Rote Bete: fein gerieben mit Äpfeln, Zitrone, saurer Sahne und Nüssen vermengt.

Rote Bete mit Kürbis: Äpfel, Nüsse, etwas saure Sahne.

Sellerie: fein gerieben mit Nüssen, süßer Sahne, oder wie bei Möhren.

Steckrüben: fein gerieben mit Sahne, Zitrone, Öl, grüner Petersilie.

Rettich oder Radieschen: mit grüner Petersilie (Veränderung mit Tomaten), Zwiebeln, Schnittlauch.

Pastinaken: fein gerieben, Zitrone, süße Sahne, geriebene Nüsse, oder wie bei Möhrensalat (siehe oben).

Topinambur: grob reiben, etwas Öl und Nüsse.

Über der Erde gewachsen:

Kohlrabi: mit Öl, grüner Petersilie oder mit süßer Sahne und geriebenen Nüssen.

Blumenkohl: fein gerieben mit süßer Sahne, geriebenen Nüssen oder Kokosraspeln.

Weißkohl: fein gewiegt, mit Öl, Zitrone oder Obstessig, Schnittlauch, Petersilie, schwarzem Pfeffer.

Rotkohl: fein gewiegt, mit Öl, Zitrone, Äpfeln, Veilchenpulver.

Gurken: mit der Schale, feine Scheiben, mit saurer Sahne oder Joghurt oder Obstessig, Dill, Petersilie, Schnittlauch, Öl (Veränderung mit Tomaten), Borretsch, schwarzem Pfeffer.

Blattsalat und Endivien: etwas zerschnitten, mit Sahne, Öl, Zitrone oder Obstessig, grünen Kräutern (Dill, Kresse, Schnittlauch, Petersilie,

Zitronenmelisse, Fenchel, Borretsch). *Veränderung:* feingeschnittenen Sauerampfer, Spinat untermengen.

Feldsalat: Öl oder Sahne, Obstessig oder Zitrone.

Spinat: in feine Streifen geschnitten, vermengen mit Öl, Zitrone, Zwiebeln.

Sauerkraut: etwas schneiden, vermengen mit feingeschnittenen Zwiebeln, Öl, Kümmel, Porree, geriebenem Meerrettich.

Tomaten: Öl und Obstessig, evtl. Zwiebeln.

Obstsalat: Äpfel, Bananen, Apfelsinen, geriebene Nüsse, Weinbeeren, zerschnittene Pflaumen.

Falls die Mahlzeit auch gekochte Bestandteile enthält, soll die Frischkost auf alle Fälle zuerst gegessen werden.

Die Frischkostzulage soll womöglich aus 4 Gemüsearten zusammengestellt sein, z. B. grüner Salat und Rotkohl als über der Erde wachsende Pflanzenteile, und rote Bete und Möhren als Wurzelteile. Die Blatteile der Pflanzen sind chemisch anders zusammengesetzt als die Wurzelteile, und so ergänzen sich die verschiedenen Teile zu einem harmonischen Ganzen. Zugleich erfreut diese Zusammenstellung von Gemüsen verschiedener Farbe auch das Auge. Die Frischkostplatte soll nicht nur einladend aussehen, sondern auch gut schmecken. Schmackhafte Zubereitung ist gewährleistet durch Zusatz von naturbelassenem Öl, etwas Obstessig, Zitronensaft und reichliche Verwendung von Gewürzen und verschiedenen Kräutern. Auch Sahne kann verwendet werden. Wer das eine oder andere Gemüse nicht gern ißt, kann den ihm unangenehmen Geschmack durch Zusatz einer pikanten Salatsoße verdecken (s. Rezepte im Anhang).

4. Notwendig sind *naturbelassene Fette* in Form von Butter und sogenannten kaltgeschlagenen Ölen (erhältlich in Reformhäusern).

Auch für Magen-, Darm-, Leber-, Gallen- und Bauchspeicheldrüsenkranke verträglich

Überblicken wir die wenigen und leicht durchführbaren Ratschläge, die zur Erzielung eines sicheren Erfolges nötig sind, so können wir sagen, daß sie die Hausfrau nicht vor schwere Aufgaben stellen. Es soll auch deshalb noch einmal besonders betont werden, daß alle Nahrungsmittel, die nicht verboten sind, ausdrücklich erlaubt sind. Überhaupt ist eine möglichst abwechslungsreiche und vielseitige Kost erwünscht. Auch Kohlarten und Hülsenfrüchte, denen immer nachteilige Folgen nachgesagt werden, sollen in den Kostplan mit einbezogen werden. Falls Fabrikzucker, gekochtes Obst und Säfte streng gemieden werden, werden auch die Kohlarten hervorragend vertragen. Für Magen-Darm-Empfindliche empfiehlt es sich allerdings, Gemüse und andere Nahrungsmittel nicht mit Fett zusammen zu erhitzen, sondern das Fett, am besten Butter, erst nach dem Kochprozeß zuzusetzen. Patienten, die noch an anderen Erkrankungen der Verdauungsorgane leiden, finden ausführliche Darstellungen des Verträglichkeitsproblems in meinem Buch „Ernährungsbehandlung bei Leber-, Galle-, Magen- und Darmerkrankungen".

Von dem Tage ab, an dem diese Kost genau durchgeführt wird, muß, wie oben begründet, jedes abführend wirkende Mittel weggelassen werden. Es dauert dann höchstens 3 Tage, bis der erste spontane Stuhl eintritt. Anschließend stellt sich dann ein Entleerungsrhythmus ein, der für den betreffenden Menschen kennzeichnend ist und seiner sonstigen Lebensweise entspricht.

Richtige Ernährung auch bei spannungsbedingter Verstopfung

Tritt nach dem 3. Tag kein spontaner Stuhlgang ein, so wurden entweder die Ernährungsvorschriften nicht genau eingehalten oder es liegt keine ernährungsbedingte Verstopfung vor. Eine Ausnahme von dieser Regel gibt es nicht. Deshalb liegt in der richtigen Ernährung zugleich auch eine sichere diagnostische Maßnahme. Spätestens in 3 Tagen zeigt es sich – immer richtige Ernährung vorausgesetzt –, ob und in welchem Maße außer einer mangelhaften Ernährung noch spannungsbedingte Faktoren durch belastende Lebensumstände vorliegen. Bleibt der Erfolg aus, ist dies eine Aufforderung, sich um Einzelheiten in der Lebensführung des Kranken zu kümmern, bis die Spannungsursache entdeckt und dem Kranken klargeworden ist.

Aber auch in diesen verhältnismäßig seltenen Fällen tut man klug daran, trotzdem die richtige Nahrung einzuhalten. Erstens hat man dann die Sicherheit, eine etwa vorhandene ernährungsbedingte Komponente nicht zu übersehen; es fällt dadurch die Schwierigkeit eines Zweifrontenkrieges weg. Zweitens kann man dadurch dem Kranken das Gefühl der Sicherheit vermitteln, daß eine durch Spannungen verzögerte Stuhlentleerung nicht zu einer Rückvergiftung durch lange im Darm liegende Abbaustoffe führen kann. Denn diese Gefahr entfällt weitgehend, wenn die Richtlinien der oben angegebenen Kostform eingehalten werden. Und gerade bei den Kranken, bei denen sich Lebensschwierigkeiten in Funktionsstörungen der inneren Organe äußern, ist es besonders notwendig, wieder das Gefühl der Sicherheit herzustellen; denn es gehört oft zu ihrem Krankheitsbild, daß sie die Sicherheit verloren haben. Wir müssen uns darüber im klaren sein, daß diesen Kranken die Ursachen ihrer Störungen nicht bewußt sind. Noch weniger wissen sie etwas von ernährungsbedingten und spannungsbedingten Komponenten ihrer Verstopfung.

Falls sie sich über die Ursachen überhaupt Gedanken machen, suchen sie diese meist in der Nahrung. Und deshalb bedeuten klare Ernährungsrichtlinien auch bei spannungsbedingter Verstopfung eine wichtige Hilfe für manchen Kranken. Ist nämlich durch richtige Lebensordnung auf *einem* Gebiet ein Sicherheitsgefühl entstanden, so ist es leichter, auch auf anderen Gebieten wieder zu einer Haltung zu kommen, die vermehrte Sicherheit mit sich bringt.

Stuhlregelung ist der Anfang neuer Lebensordnung

Überhaupt zeigt die Erfahrung, daß alle Kranken leichter bereit sind, ihre Einstellung auf irgendwelchen Gebieten des Lebens zu ändern, nachdem sie auf dem Gebiet der Ernährung begriffen haben, daß das, was sie bisher für richtig hielten, falsch war. So hat für manchen die Neuordnung des Lebens mit der Umstellung der Ernährung begonnen. Die hier gewonnenen neuen Erkenntnisse wurden für ihn zum Anstoß, auch andere Lebensgebiete in ähnlicher Weise zu überprüfen. Er bekam dadurch einen Blick für bisher verschlossene Zusammenhänge. Auf diese Weise vermag das einfache und scheinbar harmlose Symptom der Verstopfung der Anlaß zu einer tiefgreifenden Erneuerung der Lebensordnung zu werden. In diesem Fall hat das Krankheitssymptom seinen tieferen Sinn erfüllt. So gesehen, kann man jedermann nur beglückwünschen, wenn bei ihm das Warnsignal der Verstopfung möglichst frühzeitig intensiv auftritt, falls er zur Erkenntnis gebracht werden kann, was es bedeutet.

Mangel an Bewegung führt nicht zu Verstopfung

Aus dem absolut sicheren Behandlungserfolg mit dieser Ernährung läßt sich aber auch der Schluß ziehen, daß es sich bei allen anderen Ursachen, die man immer wieder angegeben findet, nur um Annahmen handelt, die mangels besserer Kenntnis ersonnen wurden. Man kann immer wieder beobachten, daß bei einer Erkrankung um so mehr Entstehungstheorien existieren, je weniger die wahren Ursachen erkannt sind. Ein klassisches Beispiel dafür bildet der Krebs. Bei der Verstopfung führte das Nichtwissen um die Zusammenhänge mit der Ernährung zu der Theorie, daß die Verstopfung durch zu wenig körperliche Bewegung entstehe. Es besteht zwar kein Zweifel, daß der moderne Mensch zu wenig körperliche Bewegung hat und daß es von Vorteil wäre, wenn sich jeder Mensch täglich so anstrengen müßte, daß er in Schweiß gerät. Die Erfahrung zeigt aber, daß noch so viel körperliche Bewegung keineswegs imstande ist, eine Verstopfung zu heilen, und daß umgekehrt auch bei strengster Bettruhe, d. h. bei völligem Mangel an Bewegung, selbst die hartnäckigste Verstopfung sofort verschwindet, wenn die Nahrung richtiggestellt wird.

Man erlebt auch in der Sprechstunde immer wieder, daß Menschen mit sitzender Lebensweise keine Verstopfung haben, und andere, die ständig in Bewegung sind, an schwerer Verstopfung leiden können.

Heilung der Stuhlverstopfung beugt späteren Krankheiten vor

Wie erläutert, gibt es eine große Zahl von Krankheiten, bei denen die Verstopfung nur ein Symptom unter vielen anderen ist. Nimmt man in allen diesen Fällen die Verstopfung als Hinweis eines Vitalstoffmangels und behandelt wie angegeben, dann wird eben nicht nur die Verstopfung behoben, sondern es verschwinden häufig auch die anderen Krankheitserscheinungen, die genauso wie die Verstopfung ein Hinweis waren, daß in der Nahrung bestimmte Stoffe fehlten. Gleichzeitig können auch, was noch viel wichtiger ist, alle ernährungsbedingten Krankheiten durch die angegebene Ernährung verhütet werden. Besteht bereits eine schon weit fortgeschrittene und nicht mehr heilbare Krankheit, so kann mit dieser Ernährungsbehandlung eine Besserung, ein Stillstand oder eine Verlangsamung des Fortschreitens erreicht werden. Die

für die Verstopfung angegebene Ernährungsbehandlung kann deshalb als Standardernährung
für alle ernährungsbedingten Krankheiten
gelten.

Rezeptvorschläge
von
Ilse Gutjahr

Allgemeine Hinweise

Als **Öle** sollten grundsätzlich nur sogenannte kaltgepreßte Öle verwendet werden. Für die meisten Salate ist ein neutral schmeckendes Öl genannt. Neutral schmeckend sind z. B. Sonnenblumenöl, Maiskeimöl oder auch Distelöl. Frisches Leinöl hat einen nußartigen Geschmack und darf auf keinen Fall bitter schmecken – dann ist es alt, oder der Leinsamen wurde vorbehandelt. Die Öle werden öfter gewechselt, um auch dabei den unterschiedlichen Gehalt an Vitalstoffen von möglichst vielen Sorten auszunutzen.

Vitamin A und Mohrrüben. Immer wieder wird die Auffassung vertreten, Mohrrüben müßten mit Fett angerichtet werden, damit das Provitamin A in Vitamin A umgewandelt werden kann. Die Umwandlung erfolgt nicht auf dem Teller, sondern in unserem Körper. Es spielt keine Rolle, zu welchem Zeitpunkt Fett gegessen wird. Wichtig ist, daß überhaupt naturbelassene Fette verzehrt werden. Also: Wenn Sie Appetit darauf haben, kann die Mohrrübe pur geknabbert werden.

Kochsalz wird im Frischkostanteil der Speisen möglichst gar nicht verwendet. Es ist kein Gewürz. Als für den Organismus notwendiges Mineralsalz ist es in den Lebensmitteln in ausreichender Menge enthalten. Den gekochten Speisen kann etwas Vollmeersalz oder Kräutersalz zugegeben werden.

Das **Waschen** der Gemüsesorten ist kein Einweichen, sondern wird am besten ganz kurz unter fließendem Wasser vorgenommen. Das Gemüse wird vor dem Zerkleinern gewaschen.

Schälen von Obst und Gemüse entfernt keine Schadstoffe, sondern wichtige Vitalstoffe. Nur bei wenigen Sorten ist die Schale ungenießbar. Also Gurke, Mohrrübe, Apfel, Rettich usw. immer mit Schale verzehren, denn die in der Schale enthaltenen Wirkstoffe benötigt die Leber, um etwa vorhandene Giftstoffe auszuscheiden.

Für den **Frischkornbrei** wird das geschrotete Getreide grundsätzlich nur mit kaltem Leitungswasser angesetzt und bleibt bei Zimmertemperatur stehen. Auf keinen Fall zum Einweichen Milch, Saft o. a. nehmen.

Als Abkürzungen in den Rezepten bedeuten: TL = Teelöffel, EL = Eßlöffel, MS = Messerspitze.

Nicht alle Gewürze sind in allen Geschäften vorrätig. Zum Beispiel erhalten Sie Gemüsebrühe, Brühwürfel auf pflanzlicher Basis, Hefeflocken, Vanillegewürz u. a. nur im Reformhaus oder Naturkostladen.

Die Rezeptmengen gelten für 4 Personen.

So könnte ein Speiseplan für 14 Tage aussehen:

1. Tag
morgens
Frischkornbrei aus Weizen
mittags
Frischkost
Kohlroulade mit Gemüsefüllung
abends
Frischkost
Vollkornbrot mit Butter und Käse

2. Tag
morgens
Frischkornbrei aus Weizen, Roggen, Hafer, Gerste

mittags
  Frischkost
  Spätzle mit Käse überbacken
abends
  Frischkost
  Frische Vollkornbrötchen mit Kräuterbutter

3. Tag
morgens
  Frischkornbrei mit Buchweizen
mittags
  Frischkost
  Linseneintopf mit bayerischen Semmelknödeln
  Erdbeeren mit Schlagsahne
abends
  Frischkost mit gekeimten Linsen
  Vollkornbrote mit Butter, belegt mit Tomaten, Gurke, Radieschen

4. Tag
morgens
  Frischkornbrei aus Hirse
mittags
  Frischkost
  Ungarischer Kartoffelauflauf

abends
　Frischkost mit gekeimten Sojabohnen
　Vollkornbrot, Tomatenbutter

5. Tag
morgens
　Frischkornbrei aus Hafer
mittags
　Frischkost mit gekeimten Weizenkörnern
　Apfelpfannkuchen
　Obstsalat
abends
　Frischkost
　Nußküchle

6. Tag
morgens
　Frischkornbrei aus 6-Korn-Getreide
mittags
　Frischkost
　Pellkartoffeln und Kräuterbutter
abends
　Frischkost
　Frische Vollkornbrötchen mit Knob-
　lauchbutter

7. Tag
morgens
Frischkornbrei aus gekeimtem Weizen
mittags
Frischkost mit gekeimten Kichererbsen
Gemüserisotto
abends
Frischkost
Reisbratlinge

8. Tag
morgens
Frischkornbrei aus gekeimtem Roggen
mittags
Frischkost
Hirse vom Blech
abends
Frischkost
Apfelstrudel

9. Tag
morgens
Frischkornbrei aus Weizen
mittags
Frischkost
Quarkklöße mit Zwetschgen und Vanillesoße
abends
Frischkost

Bunte Gemüsesuppe
Vollkornbrot mit Kräuter- und Tomatenbutter

10. Tag
morgens
Frischkornbrei aus gekeimtem Buchweizen
mittags
Frischkost
Überbackener Blumenkohl mit Pellkartoffeln
und Currysoße
abends
Frischkost
Orangenpfannkuchen

11. Tag
morgens
Frischkornbrei aus Hafer
mittags
Frischkost
Kartoffelsalat
abends
Frischkost
Vollkornbrot mit Kräuterbutter und Rührei

12. Tag
morgens
Frischkornbrei aus Weizen, Roggen, Gerste

mittags
Frischkost
Zwiebelkuchen
abends
Frischkost
Reissalat

13. Tag
morgens
Frischkornbrei aus 6-Korn-Mischung
mittags
Frischkost
Vollkornwaffeln mit Himbeeren und Schlag-
sahne
abends
Frischkost
Frische Vollkorn-Kümmelbrötchen und
Champignonbutter

14. Tag
morgens
Frischkornbrei aus Weizen
mittags
Frischkost mit gekeimtem Weizen
Gebackene Kürbisschnitzel mit Sesamkartof-
feln
abends
Frischkost
Vollkornbrot, Nußbutter, gefüllte Tomaten

Frischkorngerichte

Der wichtigste Bestandteil einer vitalstoffreichen Vollwerternährung sind Frischkorngerichte aus verschiedenen Getreidesorten. Die beliebteste und wohl bekannteste Zubereitungsart ist der Frischkornbrei wie er auf Seite 46 im Grundrezept schon beschrieben wird.

Da er gut schmecken und abwechslungsreich sein soll, zeigen wir Ihnen hier noch einige andere Zubereitungsmöglichkeiten.

Es spielt keine Rolle, zu welcher Tageszeit der Frischkornbrei gegessen wird. Um aber ausreichend mit Frischkostsalaten versorgt zu sein, hat es sich bewährt, ihn als Frühstück einzuplanen. Das Schroten und Einweichen des Getreides wird dann bereits am Abend vorher vorgenommen. Sie werden sich nach kurzer Zeit so daran gewöhnt haben, daß Ihnen für einen guten Start in den Tag etwas fehlt, wenn Sie ihn einmal nicht essen.

Mengenangaben pro Person:
50–60 g Weizen
1 Apfel
1 TL Zitronensaft

1 Banane
1 EL Sahne
1 EL gemahlene Haselnüsse

50–60 g Hafer
1 Apfel
1 TL Zitronensaft
1 Birne
½ Banane schaumig schlagen
1 EL Sahne
1 EL Sonnenblumenkerne

Hafer muß nicht unbedingt am Abend vorher geschrotet und eingeweicht werden. In diesem Fall genügt auch das Schroten am Morgen und eine Einweichzeit von ½–1 Stunde.

50–60 g Hirse am Abend ungeschrotet einweichen
1 Apfel
1 TL Zitronensaft
1 Handvoll frische Erdbeeren
2 EL geschlagene Sahne
1 MS Vanillegewürz
1 EL Walnußkerne

50–60 g Buchweizen am Abend ungeschrotet einweichen

1 Apfel
1 TL Zitronensaft
1 Handvoll Johannisbeeren
½ Banane schaumig schlagen
2 EL geschlagene Sahne
1 EL Cashewkerne
1 MS Zimt

50–60 g Getreidemischung aus Weizen, Roggen, Gerste, Hafer
1 Apfel
1 TL Zitronensaft
1 Orange
2 frische Feigen
1 EL Sahne
1 EL gemahlenen Leinsamen

50–60 g Roggen
1 Apfel
1 TL Zitronensaft
5–6 frische Aprikosen
2 EL geschlagene Sahne
1 EL Sonnenblumenkerne

50–60 g gekeimter Weizen
1 Apfel
1 TL Zitronensaft
½ Banane schaumig schlagen

3–4 EL frische Himbeeren
1 EL Sahne
1 MS Vanillegewürz

50–60 g gekeimter Buchweizen
1 Apfel
1 TL Zitronensaft
4–5 frische Pflaumen
1 EL Sahne
1 EL Pinienkerne

50–60 g 6-Korn-Mischung aus Weizen, Roggen, Hafer, Gerste, Hirse, Buchweizen
1 Apfel
1 TL Zitronensaft
½ Banane
1 Handvoll Sauerkirschen
1 EL Sahne
1 EL Walnußkerne

50–60 g Gerste
1 Apfel
1 TL Zitronensaft
4–5 EL frische Heidelbeeren
1 EL Sahne
1 EL grob gehackte Haselnüsse

50–60 g Weizen
1 Apfel

1 TL Zitronensaft
½ Banane
1 Handvoll blaue oder grüne Weintrauben
1 EL Sahne
1 TL Sesam

50–60 g Weizen
1 Apfel
1 TL Zitronensaft
1 Scheibe frische Ananas
1 EL Sahne
1 EL gemahlene Haselnüsse

50–60 g Hafer
1 Apfel
1 TL Zitronensaft
½ Banane
1 Handvoll Brombeeren
2 EL geschlagene Sahne
1 MS Vanillegewürz

50–60 g gekeimter Weizen
1 Apfel
1 TL Zitronensaft
5–6 Zwetschgen
2 EL geschlagene Sahne
1 EL Cashewkerne

Frischkost voraus

Unter Frischkost verstehen wir Salate aus rohem Obst und rohem Gemüse sowie Frischkorngerichte.

Frischkost wird stets vor der warmen Mahlzeit gegessen und sollte so abwechslungsreich wie möglich zusammengestellt sein.

Faustregel: Täglich zwei über und unter der Erde gewachsene Gemüsesorten und möglichst zu jeder Mahlzeit Blattsalat.

Wenn diese Kombination nicht immer so exakt befolgt werden kann, ist das kein Grund, beunruhigt zu sein. Sie sollten sich aber bemühen, mehr als zwei Gemüsesorten als Salat auf den Tisch zu bringen, denn es geht ja schließlich um Ihre Gesundheit!

Zeitraubend ist diese Arbeit auf keinen Fall!

Es folgen einige Salatrezepte mit Soßen und im Anschluß daran Zubereitungen für besonders Eilige.

Achtung – die Salatsoßen werden stets zuerst zubereitet.

Avocadosalat

2 Avocados
1 Kopfsalat
3 Orangen

Soße:

3 EL Öl
2 EL Obstessig
1 TL Honig
1 TL Senf
1 MS Paprika-Edelsüß
1 MS Pfeffer
½ Zwiebel, fein geschnitten

Avocados und Orangen schälen, in kleine Würfel schneiden.

Salat putzen, grob zerpflücken oder schneiden. Alles mit fertiger Soße mischen.

Bulgarischer Gurkensalat

1–2 Salatgurken

Soße:

2 Becher Joghurt oder saure Sahne
3–4 EL Öl
Saft von ½ Zitrone
1 Zwiebel fein schneiden
1 Knoblauchzehe
2 MS frisch gemahlener Pfeffer
1 Bund Petersilie und Dill

Knoblauchzehe zerdrücken und in Öl geben. Danach alle anderen Zutaten unterrühren.

Salatgurke ungeschält fein hobeln und sofort in fertige Soße geben.

Zum Schluß mit fein gehackten Kräutern bestreuen.

Champignonsalat
500 g frische Champignons
Soße:
4 EL Öl
Saft von 1 Zitrone
1 Bund Petersilie
1 MS Kräutersalz
1 MS frisch gemahlener Pfeffer
1 MS Paprika-Edelsüß
3–4 EL steif geschlagene Sahne

Petersilie fein schneiden und mit anderen Soßenzutaten verrühren. Champignons putzen, in dünne Scheiben schneiden, sofort in Soße geben. Zum Schluß steif geschlagene Sahne unterziehen.

Chicoréesalat
4 Stauden Chicorée
4 Tomaten
Soße:
4 EL Öl

2 EL Obstessig
1 MS frisch gemahlener Pfeffer
½ Bund Petersilie fein schneiden
1 Röhrchen Kapern

Soßenzutaten verrühren. Chicorée waschen, Blätter einzeln lösen und in 1 cm breite Streifen schneiden. Sofort in Soße geben.

Mit Tomatenachteln garnieren.

Chicorée in Curry
4 Stauden Chicorée
2 säuerliche Äpfel
1–2 Bananen

Soße:
2 Becher Joghurt oder saure Sahne
Saft ½ Zitrone
½ Knoblauchzehe, frisch gepreßt
3–4 EL Öl
½ TL Hefepaste
½ TL Curry

Chicorée waschen, Blätter einzeln lösen und in 1 cm breite Streifen schneiden. Bananen schaumig schlagen, Äpfel mit Schale würfeln. Alles in vorbereitete Soße geben.

Eventuell mit süßer Sahne abrunden.

Endiviensalat
1 Kopf Endiviensalat

Soße:

4 EL Öl
3 EL Obstessig
1 EL Senf
3 EL pflanzl. Brühe
1 Prise Cayennepfeffer (sehr scharf!)

Endiviensalat waschen, in feine Streifen schneiden und in vorbereitete Soße geben.

Nach Geschmack können grob gehackte Walnußkerne untergemischt werden.

Feldsalat

250 g Feldsalat

Soße:

5 EL Öl
2 EL Obstessig
1 Knoblauchzehe
1 TL geriebener Meerrettich
½ TL Honig

Feldsalat waschen, putzen und in vorbereitete Soße geben.

Gefüllter Eissalat

1 großer Kopf Eissalat
250 g blaue Weintrauben
50 g Salzmandeln
100 g Gorgonzola

1 *Becher Joghurt*
Vollmeersalz und Pfeffer
Salat waschen und vierteln.

Gorgonzola würfeln und mit den Mandeln und Trauben zwischen die Salatblätter stecken. Joghurt mit Salz und Pfeffer verrühren, evtl. mit pflanzlicher Brühe verlängern, über den Salat gießen.

Fenchelsalat

2 *Fenchelknollen*
2 *Äpfel*
2 *Orangen*
Soße:
4 *EL Öl*
2 *EL Zitronensaft*
1 *MS weißer Pfeffer*
½ *TL Honig*
oder Soße:
1 *Joghurt*
4 *EL Öl*
Saft von ½ *Zitrone*
1 *TL Honig*
1 *MS gekörnte Brühe*
1 *MS frisch gemahlener schwarzer Pfeffer*
Fenchel waschen, halbieren, Strunk entfernen, fein hobeln.

Apfelsinen und Äpfel würfeln. Alles in vorbereitete Soße geben.

Grüner Salat mit Zwiebeln
1 großer Kopfsalat
3 große Zwiebeln
2 Eier, hart gekocht
100 g Haselnüsse
Soße:
4 EL Öl
Saft von ½ Zitrone
4 EL Sahne
1 TL Senf
1 TL Honig
1 MS Pfeffer
Soße vorbereiten. Salat grob zerpflücken. Zwiebeln in feine Ringe schneiden. Mit Soße mischen. Nüsse und Eier grob hacken und über den Salat streuen.

Möhren-Zucchini-Salat
2 große Möhren
1 Zucchini
Soße:
4 EL Öl
Saft von 1 Zitrone
1 TL Honig

1 MS Pfeffer
Petersilie und Dill, fein geschnitten
Möhren und Zucchini waschen, grob raffeln, in
fertige Soße geben.

Radieschensalat
4–5 Bund Radieschen
Soße:
3 EL Öl
1–2 EL Obstessig
1 Bund gemischte Kräuter wie Kerbel, Estra-
gon, Kresse, Petersilie fein schneiden.
Soße vorbereiten. Radieschen in feine Scheiben
schneiden, in Soße geben, mit Gewürzkräutern
bestreuen.

Rettichsalat
2 dicke Rettiche (schwarz oder weiß)
Soße:
4 EL Öl
1 EL Obstessig
1 MS frisch gem. schwarzer Pfeffer
1 MS Kräutersalz
1 EL Zitronensaft
Rettich sauber bürsten, grob raffeln oder fein
hobeln. Sofort in vorbereitete Soße geben.
Zur Verzierung rote Paprikaschote würfeln,

Petersilie fein schneiden und Salat damit garnieren.

Rote-Bete-Salat

2 Rote Bete
3 säuerliche Äpfel
Soße:
Saft von ½ Zitrone
3 EL Öl
2 EL saure Sahne
3 EL geriebene Haselnüsse

Rote Bete waschen, bürsten, grobe Teile am Blattansatz abschneiden. Fein raffeln und mit grob oder fein geriebenen Äpfeln mischen. Öl und Zitronensaft unterrühren, mit saurer Sahne und Haselnüssen abrunden.

Pikante Richtung: Mit Kümmel, Zwiebeln, Zitronensaft abschmecken. Oder mit Sauerkraut mischen. Oder unter Verzicht auf Zwiebeln und Kümmel mit einem Stück frisch geriebenen Meerrettich mischen.

Die zarten Blätter der Roten Bete werden ebenfalls verwendet. Fein schneiden, mit Zitronensaft und Öl mischen.

Rotkohlsalat

500 g Rotkohl
3 Äpfel

Soße:

1 Becher saure Sahne
Saft von ½ Zitrone
3–4 EL Öl
1 EL Meerrettich
1 TL Honig

Rotkohl fein hobeln, Äpfel grob raffeln. Sofort mit Soße mischen. Mit grob gemahlenen Walnüssen bestreuen.

Rotkohl-Früchte-Salat

250 g Rotkohl
1 Zwiebel
2 Äpfel
1 Banane
Saft von ½ Zitrone
Saft von 1 Orange
1 Orange
50 g Sultaninen
1 MS Vollmeersalz
1 MS weißer Pfeffer
1–2 TL Honig
4–6 EL Öl
12 Walnußhälften

Kohl putzen, sehr fein hobeln. Zwiebeln fein würfeln, dazugeben. Mit Vollmeersalz und Pfeffer würzen. Orange und Äpfel würfeln, Banane in Scheiben schneiden, mit Honig, Öl und Sultaninen zum Salat geben. Mit Orangen- und Zitronensaft übergießen. Zugedeckt ½ Stunde ziehen lassen. Mit Walnußhälften garnieren.

Sauerkrautsalat
250 g Sauerkraut
½ Salatgurke
1 rote und 1 grüne Paprikaschote
1 kleine Mohrrübe
1 Apfel
Soße:
ausgepreßter Sauerkrautsaft
3 EL Öl
1 EL Leinöl
½ TL Hefepaste
½ TL Honig
½ Knoblauchzehe, frisch gepreßt
Petersilie und Schnittlauch
Soßenzutaten verrühren. Sauerkraut fein schneiden, Gurke und Paprika würfeln, Mohrrübe und Apfel grob raffeln. Alles mit Soße mischen.

Selleriesalat
1 große Sellerieknolle
1 großer Apfel
½ frische Ananas
4 EL grob gehackte Walnüsse

Saft von ½ Zitrone
⅛ l Sahne

Sellerie waschen, grobe Teile abschneiden, fein raffeln, sofort mit Zitronensaft beträufeln.

Ananas und Apfel würfeln, mit Sellerie vermengen. Sahne steif schlagen und mit den Nüssen unter den Salat ziehen.

Sommersalat
1 Staudensellerie
1 rote und 1 grüne Paprikaschote
2 Äpfel
1 Salatgurke
Soße:
4 EL Obstessig
4 EL Öl
2 EL Wasser
1 TL Honig
1 Bund Dill

Sellerie waschen, putzen, in feine Streifen schneiden.

Paprika und Äpfel würfeln, Gurke hobeln. Sofort mit vorbereiteter Soße mischen, mit fein gehacktem Dill bestreuen.

Staudensellerie schmeckt auch sehr gut mit Weintrauben, Äpfeln und Nüssen ... darunter leicht gesüßte, geschlagene Sahne ziehen, mit

Zitronensaft und 1 MS Kräutersalz abschmecken.

Spinatsalat
250 g Spinat
Soße:
1 Becher Joghurt
1 Becher saure Sahne
1 EL Zitronensaft
2–3 EL Öl
1 kleine Zwiebel, fein geschnitten
½ TL Honig
Alle Soßenzutaten wie üblich verrühren. Spinat waschen, grob schneiden, sofort in Soße geben.

Mit Tomatenvierteln und Radieschen garnieren.

Steckrübensalat
300 g Steckrübe
1 Scheibe frische Ananas
1 Orange
1 Apfel
1 Banane
Soße:
3 EL Öl
Saft von 1 Zitrone
1 TL Honig
1 Prise Cayennepfeffer

Steckrübe schälen und fein raffeln. Ananas, Orange, Apfel, Banane würfeln. Alles in die vorbereitete Soße geben.

Sollte die Steckrübe zu streng schmecken, mit süßer Sahne abrunden.

Tomatenkaltschale
500 g Tomaten
1 große Zwiebel
1 Paprikaschote
Soße:
5 EL Olivenöl
1 MS Kräutersalz
1 Knoblauchzehe
1 Stengel Basilikum
⅛ l Schlagsahne

Knoblauchzehe in Olivenöl pressen, mit Kräutersalz verrühren. Zwiebel fein schneiden oder durch Zwiebelpresse geben. Paprikaschote fein würfeln. Tomaten im Mixer pürieren. Alles mischen. Basilikum fein schneiden und unterheben. Mit steif geschlagener Sahne verzieren.

Weißkohlsalat
500 g Weißkohl
2 säuerliche Äpfel
Soße:
4 EL Öl

1–2 EL Obstessig
1 Zwiebel, fein geschnitten
½ TL Kümmel, gemahlen oder ganz
1 TL Senf
½ TL Honig
1 MS Pfeffer
½ TL Kräutersalz, frische Kräuter

Kohl waschen, halbieren, Strunk entfernen, fein hobeln. Mit Kräutersalz mischen. Äpfel würfeln. Alles mit der angerührten Soße vermischen.

Knackige Salate ... schnell zubereitet

Jeden Tag Salate! Uns fehlt einfach etwas, wenn eine Mahlzeit nicht damit beginnt. Da ich berufstätig bin, muß die Zubereitung meistens schnell gehen. Ich kaufe überwiegend Gemüse von unserem Bio-Bauern, ergänze aber mit Sorten aus dem üblichen Anbau, auf die wir gerade Appetit haben.

Das Gemüse wasche ich kurz und – wenn nötig – wird es auch geputzt. Dann zerkleinere ich es und richte die einzelnen Sorten für jeden auf einem Teller an. Dazu stelle ich 1 bis 2 Soßen, die ich etwa zweimal in der Woche in größerer Menge zubereite. Sie halten sich, wenn sie im Kühlschrank aufbewahrt werden. Für die Zubereitung der Frischkost brauche ich somit im Schnitt nicht mehr als 10 bis 15 Minuten.

Wer diesen schnellen Tip nachmachen will ... hier einige Soßenrezepte:

Einfache Essigsoße
4 EL Öl
2 EL Obstessig
2 EL Wasser
1 TL Senf

½ TL Hefepaste oder 1 TL Hefeflocken
frische Kräuter

Einfache Zitronensoße
4 EL Öl
Saft von 1 Zitrone
3 EL Wasser
1 TL Honig

Joghurtsoße
2 Becher Joghurt
2 EL Obstessig
3 EL Öl
1 TL Honig
½ TL gekörnte Brühe
frische Kräuter

Senf-Dip
¼ l süße Sahne steif schlagen
3 EL mittelscharfer Senf
1 MS Kräutersalz
1 MS frisch gemahlener Pfeffer

Dill-Joghurt-Soße
2 Becher Joghurt
1 Eigelb, hart gekocht
1 EL Zitronensaft
2 Bund Dill, fein geschnitten

1–2 TL Senf
½ TL Kräutersalz
1 TL Honig
1 Prise Cayennepfeffer

Zwiebelsoße
3 EL Olivenöl
2 EL Obstessig
1 kleine Zwiebel, fein schneiden oder durch
die Presse geben
1 TL Honig
1 TL Senf
1 gestr. TL Paprika-Edelsüß
3 EL Wasser
¼ TL gem. Pfeffer

Grüne Soße
6 EL Öl
4 EL Obstessig
1 Knoblauchzehe pressen
etwas Vollmeersalz und Pfeffer
evtl. 1 Prise Cayennepfeffer
1 Bund Petersilie
1 Bund Schnittlauch
1 Bund Dill
1 Kästchen Kresse

Kräutersoße

2 Becher saure Sahne
1 EL Leinöl und 3 EL Sonnenblumenöl
1 EL Obstessig
3 EL pflanzl. Brühe
1 MS Kräutersalz
Senf, Hefeflocken oder Hefepaste nach Ge-
schmack
½ TL Honig
Sehr viel fein gehackte Kräuter: Kerbel,
Kresse, Estragon, Sauerampfer u. a. m.

Currysoße

3 Eier
3 saure Gurken
2 Joghurt
3 EL Öl
2 TL Curry
Kräutersalz, Vollmeersalz
Pfeffer, 1 Prise Cayennepfeffer
1 EL Zitronensaft

Die *hart* gekochten Eier abschrecken, pellen und sehr fein hacken. Gurken in kleine Würfel schneiden. Mit allen Zutaten zu einer cremigen Soße verrühren und herzhaft abschmecken.

Ist eine Soße zu scharf oder zu cremig, verlängern Sie sie ganz problemlos mit etwas Wasser.

Warme Mahlzeiten

Wenn die Frischkost liebevoll zubereitet und gut abgeschmeckt wird, langt sicher die ganze Familie zu und möchte mitessen. Vollwertkost ist ja auch durchaus keine Krankenkost.

Jeder weiß, daß Vitamine und die üblichen Vitalstoffe wichtig für die Gesundheit sind!

Hier bringen wir nun einige Vorschläge für warme Gerichte, die bestimmt allen schmecken.

Apfelpfannkuchen

250 g Weizenvollkornmehl
2–3 Eier
½ l Milch (oder Sahne und Wasser gemischt)
3 Äpfel
½ TL Vollmeersalz

Eigelb, Salz und Milch verquirlen, Mehl unterrühren. Eiweiß steif schlagen, zum Schluß unterheben. Äpfel grob raffeln oder in dünne Scheiben schneiden und unter den Teig ziehen.

In wenig Öl in der Pfanne goldgelb backen.

Dazu Obstsalat oder Apfelmus aus frisch geriebenen Äpfeln.

Apfelstrudel

250 g Weizenvollkornmehl
⅛ l lauwarmes Wasser
1 MS Vollmeersalz
2–3 EL Öl

Alle Zutaten zu einem glatten Teig verarbeiten und ½ Stunde zugedeckt ruhen lassen.
Füllung:

3–4 Äpfel
100 g Hasel- oder Walnüsse
50 g Rosinen
¼ TL Vanillegewürz
½ TL Zimt
80 g Honig
80 g Butter
2–3 EL Sahne

Äpfel und Nüsse grob raffeln.

Teig dünn auswellen, mit Sahne bestreichen. Äpfel, Nüsse, Rosinen auf dem Teig verteilen, mit Zimt und Vanille bestreuen. Den Strudel seitlich einschlagen, dann aufrollen.

In eine gebutterte Auflaufform legen. Butter und Honig schmelzen lassen, den Strudelteig reichlich damit bestreichen.

30 Minuten bei 200 Grad backen.

Blumenkohl, überbacken, mit Currysoße

1 Blumenkohl

Soße:

100 g Butter
⅛ l Sahne
3 EL Parmesan
1 Eigelb
Kräutersalz, Pfeffer, Curry, Zitronensaft

Blumenkohl in wenig Salzwasser 10–15 Min. garen. Aus geschmolzener Butter, Sahne, Parmesan, Eigelb und den Gewürzen auf lauwarmer Herdplatte eine cremige Soße schlagen.

Blumenkohl in gefettete Auflaufform legen, mit Soße übergießen und 15 Minuten im vorgeheizten Ofen überbacken.

Gemüserisotto

2 Tassen Vollreis
5 Tassen Gemüsebrühe
1 große Zwiebel
2 Mohrrüben
3 Tomaten
1 kleine Sellerieknolle
1 Tasse Erbsen
1 Lorbeerblatt
Vollmeersalz, Pfeffer, Rosmarin
⅛ l süße Sahne

Zwiebel in wenig Öl glasig dünsten. Reis trocken zugeben, umrühren. Danach zerkleinerte Mohrrüben, Tomaten, Sellerie und Gemüsebrühe zugeben. 20 Minuten auf kleiner Flamme dünsten.

Zum Schluß Erbsen unterheben, 5 Minuten kochen.

Mit Salz, Pfeffer, Rosmarin abschmecken, mit Sahne abrunden. Mit Parmesan servieren.

Reisbratlinge

2 Tassen Reis
4 Tassen Gemüsebrühe
1 Zwiebel
2 EL Öl
2 Tomaten
100 g Erbsen
1 Ei
Vollmeersalz, Pfeffer, Thymian, Petersilie

Reis in Gemüsebrühe garen. Zwiebel in Öl dünsten, klein gewürfelte Tomaten, Reis und Erbsen zugeben. Mit Gewürzen abschmecken. Mit Ei verkneten. In Weizenvollkornmehl oder Reismehl wenden und in wenig Öl hellgelb backen.

Gemüsesuppe

2 Mohrrüben
1 Kohlrabi
1 Sellerie
2 Zwiebeln

1 Stange Lauch
1 Tasse Erbsen
2 Handvoll grüne Bohnen
Selleriegrün, Thymian, Liebstöckl
2 EL Öl
1½–2 l Gemüsebrühe

Lauch und Zwiebeln werden in Öl glasig gedünstet. Zerkleinerte Gemüsesorten zugeben, mit Gemüsebrühe auffüllen und 20–30 Minuten leise kochen lassen.

Selleriegrün, Thymian und Liebstöckl fein schneiden, zum Schluß über die Suppe streuen.

Mit Kräutersalz abschmecken, mit süßer Sahne abrunden.

Hirse vom Blech

300 g Hirse
1½ l Gemüsebrühe
1 Zwiebel
1 Knoblauchzehe
1 Lorbeerblatt
Curry, Kräutersalz, Pfeffer
1 Ei
Parmesan
1 Camembert

Hirse in Brühe mit zerkleinerter Zwiebel, Knoblauchzehe, Salz, Pfeffer und Lorbeerblatt ca. 20 Minuten auf kleiner Flamme kochen lassen. Nach dem Abkühlen Ei, Parmesan und Curry unterrühren.

Dünn auf gefettetes Blech streichen. Mit Camembertwürfeln bestreuen.

Mit folgender Soße bestreichen:

1 Becher saure Sahne
1 Becher Joghurt
2 EL Tomatenmark
Kräutersalz, frisch gehackte Kräuter
15 Minuten bei Mittelhitze überbacken.

Kartoffelauflauf, ungarisch

1 kg Kartoffeln
250 g Tomaten
3 Paprikaschoten rot oder grün
200 g Gouda
¼ l Sahne
2 EL Butter
Pfeffer, Kräutersalz, Paprika-Edelsüß

Kartoffeln mit der Schale sauber bürsten und in dünne Scheiben schneiden. Tomaten in Scheiben, Paprika in Streifen schneiden. Käse würfeln.

Auflaufform fetten. Kartoffelscheiben salzen und pfeffern, die Hälfte in die Form füllen, dann eine Schicht Tomaten, Paprika und Käse. Mit Kartoffeln abschließen. Sahne mit Kräutersalz, Pfeffer und Paprika würzen und über den Auflauf gießen. Butterflöckchen aufsetzen, mit geriebenem Käse bestreuen.

50–60 Minuten bei 180–200 Grad backen.

Rahmkartoffeln, goldbraun überbacken

20 g Butter
500 g rohe, hauchdünn geschnittene Kartof-
feln
4 EL feine Zwiebelwürfel (in Butter blond
angeschwitzt)
4 EL Gemüsebrühe
⅛ l Sahne
Vollmeer- oder Kräutersalz
Muskatnuß
50 g geriebener Schnittkäse

Kartoffeln sauber bürsten, nicht schälen. Eine flache, feuerfeste Form mit Butter ausstreichen, mit Kartoffelscheiben gleichmäßig auslegen. Zwiebelwürfel darüberstreuen, Brühe mit etwas Vollmeersalz und Muskat pikant abschmecken und über die Kartoffeln gießen.

Dann gibt man die Sahne darüber und bestreut alles mit geriebenem Käse.

Bei 200 Grad ca. 35–40 Minuten im Backofen garen.

Pellkartoffeln vom Blech

Kartoffeln gründlich waschen und abbürsten,

der Länge nach halbieren. Die Schale mehrmals mit einem Messer leicht einritzen. Die Kartoffeln mit der Schnittfläche auf ein gefettetes Blech setzen. Kartoffeln mit Öl einpinseln und mit Kräutersalz bestreuen, je nach Geschmack auch mit Kümmel.

Im vorgeheizten Ofen bei 200 Grad ca. 15 Minuten backen.

Kartoffelsalat

1 kg Kartoffeln
4 EL Öl
3 EL Quark
2 EL Obstessig
1 EL Senf
1 Zwiebel, fein gewürfelt
1 Apfel
1 saure Gurke
Kräutersalz, Pfeffer, Paprika
Petersilie, Schnittlauch
Gemüsebrühe

Kartoffeln kochen, pellen, in Scheiben schneiden. Aus restlichen Zutaten eine pikante Soße rühren, über Kartoffeln gießen. Apfel und Gurke fein würfeln, unterheben.

Kann mit süßer Sahne abgerundet werden.

Mit Tomaten, Radieschen und Gurkenscheiben garnieren.

Kohlroulade mit Gemüsefüllung

1 Wirsingkohl
500 g gemischtes Gemüse
1 große Zwiebel
3 EL Öl
2 EL Weizenvollkornmehl
2 Eier
1 kleine Dose Tomatenmark
⅛ l saure Sahne
2 Tassen Gemüsebrühe
100 g Emmentaler Käse, gerieben
Vollmeersalz, Pfeffer, Paprika

Kohl entblättern, in siedendem Salzwasser 10 Min. kochen, dann abtropfen lassen. Zwiebel fein würfeln, in wenig Öl hellgelb dünsten. Zerkleinertes Gemüse zugeben, mit Gemüsebrühe auffüllen, 10 Min. dünsten. Gemüse abtropfen lassen.

Eier, Salz, Pfeffer, Paprika und 1 EL Mehl verquirlen und unter Gemüse mischen.

Große Kohlblätter mit Gemüse füllen, aufrollen, in gefettete Auflaufform legen.

Restliches Gemüsewasser mit saurer Sahne, Tomatenmark, Gewürzen und 1 EL Vollkornmehl verrühren, über die Rouladen gießen. Mit Käse bestreuen.

Bei Mittelhitze 15 Min. überbacken.

Beilage: Pellkartoffeln.

Gebratene Kürbisschnitzel
1 kg Kürbis
2 Eier
Weizenvollkornmehl
Semmelbrösel
Vollmeersalz, Pfeffer
Öl zum Braten
Kürbis schälen, in 1 cm dicke Scheiben schneiden, entkernen.

Salzen, pfeffern. Zuerst in Vollkornmehl wenden, dann in verquirltem Ei, danach in Semmelbröseln.

In wenig Fett hellbraun backen.

Anstelle von Kürbis kann auch Zucchini genommen werden. Die zarten Sorten werden jedoch nicht geschält.

Linseneintopf mit bayerischen Semmelknödeln
500 g Linsen
2 Zwiebeln
1 EL gekörnte Brühe
5 EL Öl
1 Mohrrübe
3 EL Obstessig
Kräutersalz, Pfeffer, Petersilie
Linsen mit 1 EL gekörnter Brühe und zerkleinerter Mohrrübe in etwa 1½ l Wasser gar

kochen. (Alte Linsen am Abend vorher einweichen und im Einweichwasser kochen.)

Gewürfelte Zwiebeln in wenig Öl glasig dünsten, unter die Linsen heben. Mit Essig, Kräutersalz, Pfeffer pikant abschmecken. Öl zugeben, mit frisch gehackter Petersilie servieren. Dazu Semmelknödel.

Semmelknödel

5–6 alte Vollkornbrötchen
¼ l Milch (oder Sahne und Wasser gemischt)
2 Eier
1 Zwiebel
Vollmeersalz, Pfeffer, Petersilie
1 EL Öl

Brötchen in feine Scheiben schneiden und in lauwarmer Milch einweichen. Zwiebel in Öl hellgelb dünsten, mit Eiern, Vollmeersalz, Pfeffer, gehackter Petersilie unter den Brötchenteig kneten.

Mit nassen Händen kleinen Probekloß formen und in siedendes Salzwasser legen. Sollte er zu weich sein, noch Weizenvollkornmehl oder Paniermehl unterkneten. Semmelknödel in siedendem Salzwasser bei kleiner Hitze zugedeckt 15–20 Minuten ziehen lassen.

Nußküchle

200 g altes Vollkornbrot oder Brötchen
150 g Gouda, Emmentaler o. ä.
100 g Haselnüsse
2 Zwiebeln

Alle Zutaten durch den Fleischwolf drehen oder durch grobe Gemüseraffel geben.

So viel Gemüsebrühe zugeben, daß ein geschmeidiger Teig geknetet werden kann.

Kleine Frikadellen formen, in Weizenvollkornmehl wenden und in wenig Öl hellbraun braten.

Orangenpfannkuchen mit Mandeln

2 Eier
¼ Tasse Öl
250 g Weizenvollkornmehl
½ TL Backpulver oder Natron
½ TL Vollmeersalz
1–2 Tassen Orangensaft und Fruchtfleisch
50 g gehackte Mandeln

Alle Zutaten in der o. g. Reihenfolge miteinander verrühren. 10 Minuten quellen lassen.

Kleine Pfannkuchen von ca. 10 cm Durchmesser in wenig Öl backen.

Sofort mit Honig bestreichen, mit gehackten Mandeln bestreuen und heiß servieren.

Quarkklöße mit Zwetschgen oder Aprikosen

500 g Quark oder Schichtkäse
200–250 g Weizenvollkornmehl
1 Eigelb
1 Ei
½ TL Vollmeersalz

Quark in Tuch ausdrücken, mit allen anderen Zutaten verkneten. Zwetschgen entsteinen. In jede Zwetschge ein Stückchen Feige legen, mit einer dünnen Teigschicht umhüllen, in Weizenvollkornmehl wenden und in siedendem Salzwasser 15 Minuten ziehen lassen.

Ergibt etwa 15 Klöße.

Mit in Butter gebräunten Semmelbröseln übergießen. Dazu schmeckt auch sehr gut eine Vanillesoße.

Vanillesoße

50 g Weizenvollkornmehl
½ l Milch (oder Sahne und Wasser gemischt)
1 TL Vanillegewürz
1 gehäufter EL Honig
1 Eigelb

Mehl im Topf unter Rühren erhitzen – nicht bräunen! Abkühlen, mit Milch verrühren, aufkochen lassen. Eigelb mit Honig und Vanille vermengen, unter die abgekühlte Soße rühren.

Reissalat

300 g Langkornreis (Naturreis)
½ Salatgurke
6–8 Tomaten
10–15 Radieschen
2 EL Schnittlauch
¼ l saure Sahne
2 EL Zitronensaft
Vollmeersalz und Pfeffer
250 g Liptauer oder anderen Frischkäse

Reis wie üblich garen. Käse mit Sahne, Zitronensaft, Salz und Pfeffer verrühren, mit dem ausgekühlten Reis mischen. In gut verschlossenem Gefäß einige Stunden stehen lassen. Kurz vor dem Servieren gehobelte Gurke, in Scheiben oder Viertel geschnittene Tomaten, geviertelte Radieschen und Schnittlauchringe untermischen.

Reisreste lassen sich gut zu
Reisfrikadellen verarbeiten.

Reis mit 1–2 Eiern verkneten. Abschmecken mit gekörnter Brühe, Oregano, Schabzieger-klee, Basilikum, Sojasoße, Pikata und frisch gehackten Kräutern.

Frikadellen formen, in Vollkornmehl oder Semmelbröseln wenden, in wenig Öl braten.

Besondere Verfeinerung: Die angebratenen

Frikadellen mit einer Scheibe Ananas und Käse belegen, 10 Min. bei 200 Grad überbacken.

Sesamkartoffeln

1 kg Kartoffeln
½ Tasse Sesam
125 g Butter
Kräutersalz

Kartoffeln kochen, pellen.

Sesam in trockener Pfanne leicht rösten, Butter zugeben.

Zerlassene Sesambutter über Kartoffeln gießen. Mit wenig Kräutersalz bestreuen.

Statt Sesam können ebenso gehackte Mandeln und Haselnüsse verwendet werden.

Spätzle

500 g Weizenvollkornmehl
2–3 Eier
⅜ l Wasser
1 TL Vollmeersalz

Alle Zutaten verrühren und so lange schlagen, bis Teig Blasen wirft. Er darf nicht zu fest und nicht zu flüssig sein. Durch den Spätzlehobel direkt in reichlich kochendes Salzwasser drücken.

Unter Rühren aufkochen lassen. Herausnehmen, mit kaltem Wasser abschrecken.

Mit grob geriebenem Käse vermischen, mit frisch gemahlenem Pfeffer würzen.

In gefettete Auflaufform geben, mit Butterflocken besetzen, bei Mittelhitze 15 Minuten überbacken.

Gefüllte Tomaten

8 große Tomaten
250 g Champignons
⅛ l Sahne
1 kleine Zwiebel
1 Knoblauchzehe
Kräutersalz, Pfeffer, Parmesan, Petersilie
1 EL Weizenvollkornmehl

Zwiebel und Knoblauch fein würfeln, in wenig Öl hellgelb dünsten. Geschnittene Champignons zugeben, mit ⅛ l Sahne auffüllen und 10 Minuten kochen lassen.

Von Tomaten Deckel abschneiden. Tomaten aushöhlen. Das Fleisch zu den Champignons geben, aufkochen lassen, mit 1 EL Vollkornmehl binden.

Mit Salz, Pfeffer, Parmesan abschmecken.

Abgekühlte Masse in Tomaten füllen. Mit Petersilie garnieren.

Waffeln

125 g Butter
4 Eier, getrennt
200 g Weizenvollkornmehl
¼ l Milch (oder Sahne und Wasser gemischt)
1 Prise Vollmeersalz
Auf Wunsch Vanille, Zimt oder Delifrut als
Gewürz.

Butter schaumig rühren, Salz und Eigelb zugeben. Vollkornmehl und Milch abwechselnd unterrühren. Eischnee zum Schluß unterziehen.

Zwiebelkuchen

500 g Weizenvollkornmehl
1 TL Vollmeersalz
1 Würfel Hefe
250 g kaltes Wasser
3 EL Öl

Hefe in etwas Wasser auflösen, mit allen anderen Zutaten intensiv zu einem geschmeidigen Teig verkneten. Den Teig mit feuchten Händen auf ein gefettetes Blech streichen.
Belag:

500 g Zwiebeln
1 TL Kräutersalz
3 Becher saure Sahne
3 Eier

1 MS Muskat, 1 MS Kräutersalz, Petersilie
100 g geriebener Gouda oder Emmentaler
Zwiebeln in feine Ringe schneiden und in wenig
Wasser mit Kräutersalz 15 Minuten dünsten.

Auf dem Teig verteilen.

Saure Sahne mit Eiern, Muskat, Kräutersalz,
gehackter Petersilie und geriebenem Käse verrühren, auf Zwiebeln verteilen.

30 Minuten bei Mittelhitze backen.

Nachspeisen

Himbeercreme
¼ l Sahne
125 g Quark
250 g Himbeeren
½ TL Vanillegewürz
2 EL Honig
Sahne steif schlagen. Quark mit Himbeeren, Vanille und Honig verrühren. Geschlagene Sahne unterziehen.

Eis
¼ l Sahne
70 g Honig
Vanillegewürz nach Geschmack
2 Eier, getrennt
evtl. etwas Rum als Gewürz
Sahne fast steif schlagen, dann Honig, Vanille und Eigelb zugeben, weiter schlagen, bis die Masse fest ist.

Steif geschlagenes Eiweiß unterheben.
Ca. 2 Stunden ins Gefrierfach stellen.

Abwandlungen:
Sie können die Sahne mit rohen Früchten oder

Zitronensaft mischen. Das Vanilleeis schmeckt auch sehr gut, wenn es mit heißen Himbeeren oder heißen Sauerkirschen serviert wird.

Schokoladencreme mit Mandeln

½ l Milch (oder Sahne und Wasser gemischt)
5–6 gehäufte EL Weizenvollkornmehl
1 EL Kakao
2 EL Honig
¼ l Sahne
50 g gehackte Mandeln (oder Haselnüsse)
1 MS Vanillegewürz

Mehl im Topf erhitzen. Nicht bräunen!

Nach dem Abkühlen mit Kakao und Wasser verrühren. Unter Rühren ca. 3 Minuten kochen lassen.

Nach dem Abkühlen steif geschlagene Sahne, Honig, Mandeln und Vanille unterziehen.

Rote Grütze

1 l Wasser
125 g Sago
500 g Johannisbeeren
250 g Himbeeren
1 Zitrone, unbehandelt
Honig nach Geschmack

Sago in kaltes Wasser einrühren und unter Rühren so lange kochen, bis glasige Masse entstan-

den ist. Früchte und in Scheiben geschnittene
Zitrone zugeben und kurz aufkochen lassen.
Abkühlen und nach Geschmack mit Honig
süßen. Dazu Vanillesoße oder mit Honig
gesüßte Schlagsahne.

Kokoskugeln

1 Tasse Datteln
1 Tasse getr. Aprikosen
1 Tasse Rosinen
1 Tasse Wal- oder Haselnüsse
1 Tasse Kokosraspel
2–3 EL Zitronensaft

Alle Zutaten durch den Fleischwolf drehen. Gut
durchkneten. Kugeln formen. In Kokosraspeln
wenden.

Feigenkonfekt

500 g Feigen
1 Zitrone, unbehandelt
125 g Haselnüsse
1 TL Kakao
½ TL Vanillegewürz, 1 MS Zimt

Feigen, die ganze Zitrone und Nüsse durch den
Fleischwolf drehen. Sollte die Masse zu trocken
sein, etwas Wasser zugeben. Gewürze einkne-
ten. Kleine Kugeln formen, in fein geriebenen
Haselnüssen wenden.

Brotaufstrich

Champignonbutter
125 g Butter
125 g frische Champignons
1 Zwiebel
Kräutersalz
Saft ½ Zitrone
Zwiebel fein würfeln, in wenig Butter glasig dünsten. Fein geschnittene Champignons zugeben. Mit Kräutersalz würzen. Alles im Mixer pürieren. Nach Erkalten mit restlicher Butter mischen. Kühl stellen.

Französische Nußbutter
125 g Butter
50 g Haselnüsse, fein gemahlen
Saft von 1 Zitrone
Vollmeersalz, Pfeffer
Schnittlauch, Petersilie, Estragon
Kräuter sehr fein schneiden, mit Zitronensaft und Salz mischen. Mit Nüssen, Pfeffer und Butter verkneten. Kühl stellen.

Haselnußbutter, süß

125 g Butter
70 g Haselnüsse, fein gemahlen
1 geh. TL Honig
1 MS Vanillegewürz
1 Prise Zimt
1 frische Feige, püriert

Alle Zutaten vermischen, kühl stellen.

Veränderung: Die fertige Butter mit ½ TL Kakao verkneten.

Knoblauchbutter

125 g Butter
1–2 Knoblauchzehen
Kräutersalz

Knoblauch pressen, mit Butter und Salz vermischen. Kühl stellen.

Kräuterbutter

125 g Butter
Saft 1 Zitrone
Kräutersalz, Pfeffer
Kerbel, Petersilie, Schnittlauch

Kräuter sehr fein schneiden, mit Zitronensaft, Salz und Pfeffer mischen. Alles mit Butter verkneten. Kühl stellen.

Tomatenbutter
125 g Butter
1 EL Tomatenmark
Kräutersalz, Pfeffer
Zutaten verkneten, kühl stellen.

Backen mit Vollkornmehl

Bis hier haben Sie nun einige Neuigkeiten kennengelernt und ausprobiert.

Wenn Ihnen die vorgeschlagenen frischen Salate und die warmen Mahlzeiten geschmeckt haben, sollten Sie auch das Backen mit Vollkornmehl ausprobieren.

Hier werden Sie vielleicht die stärkste Veränderung feststellen. Vollkorngebäck schmeckt aber so vorzüglich, daß Ihre Backversuche schnell voll akzeptiert werden und Ihnen den Mut zum Neuen geben!

Beginnen Sie doch mit einer
Biskuit-Roulade
4–5 Eigelb
125 g Honig
3 EL warmes Wasser
175 g Weizenvollkornmehl
1 gestr. TL Backpulver
Eigelb und Honig mit Handmixer oder Küchenmaschine rühren, Wasser eßlöffelweise zugeben. So lange rühren, bis die Masse sehr schaumig ist. Schnitt mit dem Küchenmesser sollte zu sehen sein! Zum Schluß Eischnee und Mehl

abwechselnd leicht unterheben. Das Backpulver erst in das letzte Drittel des Mehls geben.

Backblech fetten und mit Pergamentpapier auslegen, das ebenfalls eingefettet wird.

Die schaumige Teigmasse gleichmäßig auftragen und in dem auf 200 Grad vorgeheizten Backofen 12–15 Minuten hellgelb backen. Sofort auf ein Geschirrtuch stürzen. Das Pergamentpapier sofort abziehen. Die Biskuitplatte mit dem Tuch aufrollen und ca. 2 Stunden auskühlen lassen.

Füllung:

¼ l Sahne schlagen. Bevor die Sahne ganz steif ist, etwa 80 g Honig dazugeben. Frische Früchte (Erdbeeren, Himbeeren o. ä.) zerkleinern und unter die steife Sahne mischen. Die ausgekühlte Roulade auseinanderrollen, mit der Füllung bestreichen, wieder zusammenrollen und *gut gekühlt* servieren!

Wenn es ganz schnell gehen soll, rollen Sie die Biskuitplatte nicht auf. Nachdem sie abgekühlt ist, in vier gleichmäßige Streifen schneiden. Diese Stücke werden geschichtet, zwischen jede Lage wird die o. g. Füllung gestrichen. Die fertige Torte rundherum mit Schlagsahne bestreichen – notfalls nochmals ⅛ l zusätzlich steif schlagen – und mit Früchten, Mandelsplittern,

124

gerösteten, fein gemahlenen Haselnüssen o. ä.
verzieren.

Bananen-Kokos-Torte
250 g Weizenvollkornmehl
80 g Honig
1 Ei
1 Prise Vollmeersalz
1 MS Delifrut oder Zimt/Vanillegewürz
1 gestr. TL Backpulver
70 g Butter
Belag:
3 Pfund Bananen
1 Zitrone
2 Eiweiß
50 g Honig
125 g Kokosraspel
100–200 g Himbeeren

Das Vollkornmehl mit allen Zutaten zu einem
Mürbeteig verkneten. 30 Minuten ruhen lassen.
Im vorgeheizten Ofen bei 200 Grad ca. 20
Minuten vorbacken.
Bananen schälen und in ca. 3 cm lange Stücke
schneiden. Mit Zitronensaft beträufeln, dicht
nebeneinander auf den Tortenboden stellen.
Himbeeren zwischen den Bananenstücken ver-
teilen.
Eiweiß steif schlagen, den Honig zum Schluß

zugeben. Kokosraspel unter die Eiweißmasse heben und auf die Bananen streichen.

Nochmals im Backofen bei 200 Grad ca. 10 Minuten hellbraun abbacken.

Bienenstich

200 g Butter
1 Ei
1–2 EL Honig
Prise Salz
500 g Weizenvollkornmehl
40 g Hefe oder 1 Päckchen Trockenhefe
evtl. ½ Tasse Milch

Aus diesen Zutaten einen Hefeteig bereiten – die zerlassene Butter zuletzt untermengen.

Der Teig braucht nicht zu gehen, kann sofort verwendet werden. Blech fetten, Teig ausrollen. (Am besten mit nassen Händen glattstreichen.) Belag:

200 g Honig
250 g Mandeln
125 g Butter
6 EL Sahne
Vanillegewürz
6–10 bittere Mandeln, gerieben

Butter mit gehackten Mandeln und Honig *vorsichtig* anbräunen. Sahne dazugeben, ca. 5

Minuten kochen lassen. Vanille und bittere Mandeln dazugeben.

Abkühlen lassen, dann auf den Teig streichen. Bei 190 Grad 20–30 Minuten backen.

Gedeckter Apfelkuchen

300 g Weizenvollkornmehl
200 g Butter
Prise Salz
5 EL eiskaltes Wasser
1 TL Honig

Alle Zutaten schnell verkneten, gut die Hälfte des Teigs ausrollen. Gefettete Springform damit auslegen, Rand hochziehen.
Füllung:

1000–1500 g Äpfel
Saft ½ Zitrone
ca. 2 EL Honig (oder mehr)
Vanillegewürz
Zimt nach Geschmack
50–100 g gehackte Mandeln
100 g Rosinen
2 EL sehr fein gemahlenes Weizenvollkorn-
mehl

Äpfel schneiden oder grob raspeln, mit den übrigen Zutaten mischen und auf den Teig füllen.

Teigrest ausrollen, auf Füllung legen. Teigränder etwas zusammendrücken. In die Deckelmitte ein Kreuz einritzen, damit Dampf abziehen kann.

Ca. 40 Minuten bei 200 Grad backen.

Schneiders Dattelkuchen aus Afrika

400 g Weizenvollkornmehl
3 TL Backpulver
2 Messerspitzen Vollmeersalz
500 g entsteinte Datteln, kleingeschnitten
250 g Hasel- oder Walnüsse, gerieben
4 Eier
250 g zerlassene Butter

Vollkornmehl und Backpulver mischen. Zerlassene Butter, geschlagene Eier und alle anderen Zutaten unterkneten. Masse auf ein gefettetes Blech streichen.

Bei 200 Grad 15 Minuten backen.

Abkühlen lassen und in kleine Würfel schneiden.

Nußkuchen

200 g Butter
200 g Honig
4 Eier
250 g Weizenvollkornmehl
2 EL Kakao
150 g geriebene Haselnüsse
1 Paket Backpulver

Zutaten in der genannten Reihenfolge verrühren. Guglhupfform fetten und mit geriebenen Haselnüssen ausstreuen. Teig einfüllen.

45 Minuten bei 180 Grad backen.

Johannisbeerkuchen

200 g Weizenvollkornmehl
60 g Honig
60 g Butter
3 Eigelb
1 geh. TL Backpulver

Belag:

150 g Johannisbeeren
100 g Honig
3 Eischnee

Teigzutaten verkneten. In gefettete Springform streichen. 15 Min. bei 180 Grad backen.

Gut auskühlen lassen.

Eiweiß mit Honig zu steifem Schnee schlagen, Johannisbeeren unterheben, auf Kuchen streichen.

20 Min. bei Mittelhitze hellbraun backen.

Linzer Schnitten

300 g harte Butter
300 g Weizenvollkornmehl
300 g gemahlene Haselnüsse
250 g Honig

½ TL Zimt
1 MS Nelkengewürz
3 Eigelb
evtl. etwas Milch
Belag:
500 g Himbeermarmelade oder rohe Frucht-
masse
2 Eigelb zum Bestreichen
Zutaten zu einem Knetteig verarbeiten. 2 Stunden kalt stellen. ⅔ des Teigs auf gefettetem Blech ausrollen. Mit Marmelade bzw. Fruchtmasse bestreichen. Restlichen Teig ausrollen, in Streifen schneiden, rautenförmig über die Marmeladenschicht legen, mit verquirltem Eigelb bestreichen.

Ca. 1 Stunde bei 175 Grad backen.

Rührteig
für verschiedene Kuchen
150 g Weizenvollkornmehl
100 g Butter
2 Eier
2 gehäufte EL Honig
1 TL Backpulver
Butter, Eier und Honig schaumig rühren. Das mit Backpulver gemischte Mehl unterrühren.

Springform fetten, mit geriebenen Haselnüssen oder Semmelmehl ausstreuen. Teig einfüllen und bei 150–170 Grad 45 Minuten backen.

Kuchen nach dem Abkühlen aus der Form nehmen.

Mit Erdbeeren, Kirschen o. a. Obst belegen und mit Schlagsahne verzieren, die nach Geschmack mit Honig gesüßt wird.

Andere Variation:

Kuchenteig vor dem Backen mit Zwetschgen belegen.

Nußecken

500 g Weizenvollkornmehl
¼ TL Vollmeersalz
2 TL Backpulver
2 Eier
125 g Honig
150 g Butter

Belag:

250 g grob gemahlene Haselnüsse
125 g Butter
150 g Honig
5 EL Sahne
½ TL Vanillegewürz

Aus Mehl und restlichen Zutaten einen Knetteig herstellen, ½ Stunde ruhen lassen.

Die Zutaten für den Belag aufkochen, dann abkühlen lassen.

Teig auf gefettetem Blech ausrollen, mit dem Belag bestreichen.

30 Minuten bei 190 Grad backen.

Nach dem Abkühlen in Dreiecke schneiden.

Rosinenbrötchen oder Rosinenbrot

800 g Weizenvollkornmehl
½ l Milch
2 Päckchen Trockenhefe (oder 60 g Frisch-
hefe)
90 g Butter
2 TL Honig oder mehr nach Geschmack
1 leicht geh. TL Vollmeersalz
100–200 g Rosinen, ungeschwefelt
1 Ei
etwas Streumehl

Mehl und Trockenhefe mischen. In der warmen Milch Butter, Salz und Honig auflösen. Flüssigkeit mit Mehl verrühren.

Die Rosinen dazugeben. Den Teig gut schlagen und kneten, bis er sich als Kloß von der Schüssel löst.

Die Schüssel und den Teig mit Vollkornmehl bestreuen.

30–40 Minuten gehen lassen. Das Teigvolumen hat sich dann ungefähr verdoppelt.

Den Teig auf einer leicht bemehlten Arbeitsfläche nochmals kurz durchkneten, zu einer

Rolle formen und in ca. 30 Stücke teilen. Daraus formt man nun verschiedene Gebäcke, bzw. Brötchen, legt sie auf ein gefettetes Blech, bestreicht sie mit verquirltem Ei und backt sie bei 225 Grad ca. 20 Minuten im vorgeheizten Ofen, mittlere Schiene.

Die ganze Teigmasse kann nach dem letzten Durchkneten auch zu einem Brot geformt werden, aufs gefettete Blech legen, mit verquirltem Ei bestreichen. Ca. 20 Minuten bedeckt gehen lassen. Backzeit etwa 45 Minuten.

Damit es nicht zu dunkel wird, nach ca. 30 Minuten mit Alufolie abdecken und zu Ende backen.

Dieser Teig läßt sich auch vorzüglich für Obstkuchen auf dem Blech verwenden.

Teig ausrollen (reicht für 2 Bleche), mit Sahne bestreichen. Dicht mit Apfelschnitzen belegen. Butter und Honig schmelzen (s. Apfelstrudel), das Obst dick damit bestreichen, Vanille und Zimt darüberstreuen.

30 Minuten bei 180 Grad backen.

oder:

Bananen in Scheiben schneiden und schuppenförmig den Kuchen damit belegen. Butter und Honig schmelzen, Bananen damit bestreichen.

Reichlich mit Sesam bestreuen, Vanille und Zimt nach Geschmack.

30 Minuten bei 180 Grad backen.

Beliebige Möglichkeiten mit Zwetschgen, Aprikosen u. ä.

Brötchen
350 g kaltes Wasser
40 g Hefe
15 g Meersalz
600 g Weizenvollkornmehl

Hefe und Vollmeersalz in kaltem Wasser auflösen.

Das Vollkornmehl dazugeben und alles 10–15 Minuten gründlich kneten. Falls Teig zu fest ist, ½ Tasse kaltes Wasser nachgießen.

20 Minuten bedeckt an warmem Ort gehen lassen. Nochmals 5 Minuten gründlich kneten und wieder gehen lassen.

Je nach Größe 15–20 Brötchen formen, mit *nassen Händen!*

Brötchen auf bemehltes Blech setzen und mit Eigelb bestreichen. Ofen auf 220 Grad vorheizen, Blech auf mittlerer Schiene einschieben, sofort auf 250 Grad schalten.

Nach 20 Minuten Backzeit auf 200 Grad zurückschalten und noch 15 Minuten backen.

Um die Brötchen knusprig zu bekommen,

flache Schale mit kaltem Wasser in den Backofen stellen und Wrasenabzug verschließen, notfalls mit Alufolie zustopfen, damit Feuchtigkeit im Ofen bleibt.

Brötchenrezept für besonders Eilige ...

325 g Milch
gut 100 g Butter
450 g Weizenvollkornmehl
50 g Weizenschrot
1 Handvoll geriebene Nüsse
1 TL Vollmeersalz
40 g Frischhefe oder 1 Päckchen Trockenhefe

Mit Handmixer oder Küchenmaschine alle Zutaten so lange kneten, bis sich der Teig von der Schüssel löst.

Sofort mit einem Löffel Häufchen aufs Blech setzen und an warmem Ort bedeckt gehen lassen – ca. 20–30 Minuten.

Dann auf mittlerer Schiene 25–35 Minuten bei ca. 200 Grad im vorgeheizten Ofen backen.

Fladenbrot

500 g Weizenvollkornmehl
1 TL Vollmeersalz
5–6 EL Sonnenblumenöl
Sesam nach Geschmack
300 g Wasser

Alles verkneten, 10 Minuten ruhen lassen.

Kleine Teigstücke auf gefettetem Blech flach ausrollen, im vorgeheizten Ofen bei 250 Grad 10–15 Minuten backen.

Zum Schluß auch noch Brotbacken für Hobbybäcker!

Roggenmischbrot
Sauerteigherstellung:
Erste Stufe
> *100 g Roggenvollkornmehl*
> *100 g Wasser (40 Grad C)*

Mehl mit Wasser verrühren. Dann mit Folie oder Teller abdecken und bei 20–22 Grad einen Tag (besser 2 Tage) stehen lassen.
Zweite Stufe
> *100 g Roggenvollkornmehl*
> *100 g Wasser ca. 40 Grad*

In den ersten Ansatz (Stufe 1) einrühren – der erste Ansatz riecht bereits säuerlich. Die ganze Masse wieder abdecken und wieder 24 Stunden bei ca. 20 Grad stehen lassen.
Dritte Stufe
> *200 g Roggenvollkornmehl*
> *200 g Wasser ca. 40 Grad*

Diese Menge mit dem vorigen Ansatz (Stufe I und Stufe II) verrühren, nochmals einen Tag abgedeckt bei ca. 20 Grad stehen lassen.

Der Sauerteig ist nun fertig und sollte möglichst schnell verbacken werden.

Insgesamt haben Sie jetzt 800 g Sauerteig. Zum Brotbacken brauchen Sie 700 g Sauerteig. 100 g nehmen Sie zum Vermehren ab, geben es in ein Schraubglas und bewahren es ca. 6–8 Tage im Kühlschrank auf.

Beim nächsten Backen geht die Sauerteigzubereitung mit dem Rest (den verwahrten 100 Gramm) viel schneller (½–1 Tag).

Man nimmt dann z. B. für *ein Brot*:

50 g alten Sauerteig
375 g Roggenvollkornmehl
375 g Wasser ca. 40 Grad

Alles verrühren, abdecken, 12–24 Stunden bei ca. 20 Grad gehen lassen – fertig.

Wollen Sie nicht so oft backen, können Sie den Sauerteigrest auch bis zu 4 Wochen im Kühlschrank als „Krümelsauer" aufheben.

Man nehme dazu: Sauerteigrest und Roggenvollkornmehl.

Sie rühren so lange Mehl in den Sauerteig ein, bis er krümelt wie eine Streuselmasse. Dann im Plastikbeutel oder Schraubglas im Kühlschrank aufbewahren.

Nun zum eigentlichen Brotbacken:
Zutaten:

300 g Weizenvollkornmehl
350 g Roggenvollkornmehl

700 g Sauerteig
20 g Vollmeersalz
20–25 g Hefe
300 g Wasser (ca. 40 Grad)

Das Mehl gibt man in eine Schüssel, macht rechts und links eine kleine Mulde, gibt in die eine Salz, in die andere die zerkrümelte Hefe, löst mit etwas Wasser die Hefe auf und schüttet unter gleichzeitigem Rühren den Rest Wasser (40 Grad) und den Sauerteig dazu.

Bald rührt es sich schwerer. Jetzt mit der Hand weiterkneten, bis alles Mehl zu einer teigigen Masse verarbeitet ist. Dauer 3–5 Minuten.

Teig zur Mitte der Schüssel hin anwölben. Vollkornmehl über die Oberfläche streuen, Schüssel gut abdecken und ca. 30 Minuten an einem warmen Ort gehen lassen.

Danach den Teig kneten und in Form bringen. Streumehl wichtig. Außenränder des Teigs immer wieder nach innen klappen, dabei Teig auf gut bemehlter Arbeitsfläche drehen.

Brot mit Teigschluß nach unten in gefettete Kastenform legen oder offen auf dem Blech backen. Dann den Teig eben als Kugel oder längliches Brot formen, mit Teigschluß nach unten auflegen.

Teig mit warmem Wasser abstreichen und mit

Gabel einstechen. Dann mit Schrot oder Sesam, Haferflocken, Leinsamen o. ä. bestreuen.

Eine Stunde zum Weitergären abstellen.

In den auf 225 Grad vorgeheizten Ofen schieben.

Achtung! Kastenform nur halb füllen!

3-Pfund-Brote ca. 70–80 Minuten backen.

1½-Pfund-Brote ca. 50–60 Minuten backen.

Auf Rost auskühlen lassen.

Nach 3–4 Stunden kann das Brot gegessen werden.

Ich wünsche Ihnen guten Appetit!

Literaturnachweis

Bruker, Max-Otto: Krank durch Zucker, Helfer-Verlag Schwabe
Bruker, Max-Otto: Ernährungsbehandlung bei Leber-, Galle-, Magen- und Darmerkrankungen
Bruker, Max-Otto: Lebensbedingte Krankheiten
Kollath, Werner: Die Ordnung unserer Nahrung, Haug-Verlag
Cleave, T. L. and Campbell, G. D.: Diabetes, Coronary Thrombosis and the Saccharine Disease. John Wright & Sons Ltd., Bristol, 1965. (Deutsche Ausgabe: Die Saccharidose. Bircher-Benner Verlag, Bad Homburg–Zürich, ca. 1970. Gekürzte Ausgabe: Krank durch Zucker und Mehl, Bioverlag Gesundleben, Hopferau-Heimen).

Bücher von Dr. M. O. Bruker

Unsere Nahrung – unser Schicksal
(früher: Schicksal aus der Küche)

Mit diesem Buch schuf Dr. M. O. Bruker ein Standardwerk der Ernährungswissenschaft. Als praktizierender Chefarzt schöpft er aus seinem umfangreichen Wissen und führt jeden Leser zum Verständnis der wahren Ursache von ernährungsbedingten Zivilisationskrankheiten.

Lebensbedingte Krankheiten
(früher: Krank durch Streß)

Die geistige Haltung bestimmt, wie der einzelne mit den Belastungen des täglichen Lebens fertig wird. Mangel an Kenntnis und Erkenntnis kann zu Krankheiten führen. Konflikte und Streß bedrohen heute jeden. Wie Sie trotz aller Belastungen gesund bleiben oder wieder gesund werden, beschreibt dieses Buch.

Idealgewicht ohne Hungerkur
mit Rezepten von Ilse Gutjahr
(früher: Schlank ohne zu hungern)

Dies ist kein Diätbuch üblicher Prägung und enthält keine trockenen Theorien und kein Gestrüpp von Verboten, sondern hier wird eine ganz aus der Erfahrung geborene Methode gezeigt, die ihre Bewährungsprobe schon lange hinter sich hat. So unwahrscheinlich es klingt, nicht das Zuvielessen erzeugt Fettsucht und die begleitenden Krankheiten, sondern ein Zuwenig, d. h. der Mangel an bestimmten Nahrungsstoffen. So ist dies ein äußerst guter und praktischer Ratgeber für jeden Übergewichtigen und für alle, die ihr Gewicht halten wollen.

Leben ohne Herz- und Kreislaufkrankheiten
(früher: Sich schützen vor dem Herzinfarkt)

Die Herz- und Kreislaufkrankheiten nehmen von Jahr zu Jahr zu, angeführt von der Todesursache Nr. 1: dem Herzinfarkt!
Die Ursachen hierfür können vermieden werden. Diese sind vor allem ein Mangel an Vitalstoffen durch die heutige denaturierte Kost.

Ernährungsbehandlung bei Leber-, Galle-, Magen- und Darmerkrankungen

(früher: Leber, Galle, Magen, Darm)

Die Leber ist unser großes Stoffwechselorgan. In den letzten Jahrzehnten haben die Lebererkrankungen außerordentlich zugenommen. Dies hängt damit zusammen, daß unsere Nahrung durch technische Eingriffe nachteilig verändert ist.

Viele scheinbar unheilbare Lebererkrankungen können durch eine vitalstoffreiche Vollwertkost geheilt werden.

Erkältet?

mit Rezepten von Ilse Gutjahr

(früher: Nie mehr erkältet)

Erkältungen kommen nicht von Kälte, sondern beruhen neben falscher Kleidung vorwiegend auf mangelnder Abwehrkraft durch vitalstoffarme Zivilisationskost.

Immer wiederkehrender Husten, Schnupfen und Grippe müssen nicht sein.

Abhärtung des Körpers durch Naturheilmethoden und Kneippsche Maßnahmen sowie vitalstoffreiche Vollwertkost bringen Abhilfe.

Rheuma – Ursache und Heilbehandlung

mit Rezepten von Ilse Gutjahr

(früher: Rheuma – Ischias – Arthritis – Arthrose)

Jeder 5. leidet heute an Erkrankungen des Bewegungsapparates (Rheuma, Ischias, Arthritis, Arthrose, Wirbelsäulen- und Bandscheibenschäden). Dies bedeutet für die Kranken: ständige Beschwerden, starke Schmerzen und hohe Kosten für Kuren und Medikamente. Die wirklichen Ursachen und die wirksame Heilbehandlung beschreibt dieses Buch und ermöglicht, sogar im späten Stadium das Fortschreiten der Erkrankung zu verlangsamen oder sogar zum Stillstand zu bringen.

Dr. M. O. Bruker / Ilse Gutjahr
Biologischer Ratgeber für Mutter und Kind

Wenn Sie vorhaben Kinder zu bekommen oder schon welche haben: Hier finden Sie endlich alle Informationen, wie Sie Ihr Kind von Anfang an gesund aufziehen und ernähren können.

Gesundheit beginnt bei den Eltern schon vor der Zeugung und setzt sich fort mit dem Stillen und anschließend vollwertiger Ernährung. Auch zu Fragen wie Impfungen, Zahnkrankheiten und Allergien nehmen die Autoren Stellung.

Diabetes und seine biologische Behandlung
mit Rezepten von Ilse Gutjahr

Auch wenn es die offizielle Medizin noch nicht wahrhaben will: Durch konsequente Umstellung der Ernährung auf Vollwertkost besteht bei der Zuckerkrankheit (Diabetes mellitus) Aussicht auf erhebliche Besserung der Stoffwechsellage. Dies kann, je nach Schweregrad der Erkrankung, bis zur Befreiung von Tabletten und Spritzen führen.

Vorsicht Fluor

Dies ist eine Sammlung von wichtigen Materialien zur Wahrheitsfindung für Eltern, Zahnärzte, Ärzte, Krankenkassen, Behörden und Politiker. Zahnkaries ist keine Fluormangelkrankheit, trotzdem wird die Verabreichung von Fluoridtabletten und die Trinkwasserfluoridierung weltweit propagiert. In dieser Dokumentation wird aufgezeigt, daß der Nachweis der Unschädlichkeit bis heute nicht erfüllt wurde. Die Fluoridierung ist zu einem Politikum geworden, da es nicht so sehr um medizinische Fragen, sondern um wirtschaftliche Interessen geht.

Aufmerksamkeiten

365 Zitate, Sprüche, Aphorismen – für jeden Tag des Jahres einen –, die aufmerksam und nachdenklich machen und motivieren, sind gute Begleiter im Leben.

Kleinschriften von Dr. M. O. Bruker
Vom Kaffee und seinen Wirkungen

Kaffee ist eine Droge und führt in Abhängigkeit wie Alkohol und Nikotin.

Regelmäßiger Kaffeegenuß bringt gesundheitliche Nachteile, die sich besonders als Kreislaufstörungen und Leistungsminderung äußern. Aber auch zahlreiche andere Nebenwirkungen beschreibt Dr. Bruker. Nach dem Lesen dieser Kleinschrift werden Sie den Genuß von Kaffee als Handlung wider besseren Wissens verstehen.

Ärztliches Memorandum zur industriellen Nutzung der Atomenergie

Als verantwortlich vorausdenkender Arzt zeigt Dr. M. O. Bruker anschaulich auf, daß die Energiegewinnung durch Atomkernspaltung die »schmutzigste« und gefährlichste ist. Das Heimtückische liegt darin, daß sich die Erbschäden durch radioaktive Substanzen erst in der 3. Generation bemerkbar machen.

Wenn Sie leicht verständliche Hintergrundinformationen suchen, dann informieren Sie sich durch diese preiswerte Kleinschrift.